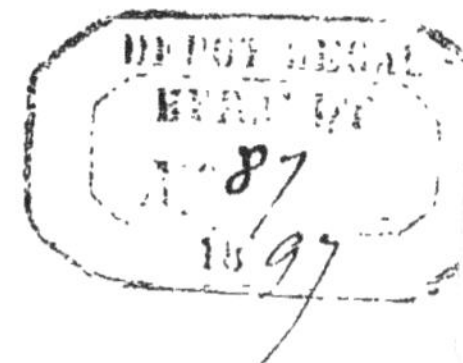

Dr DIMITRE KIROFF

CONTRIBUTION A L'ÉTUDE

DE LA

PARALYSIE GÉNÉRALE ALCOOLIQUE

1897. — MONTPELLIER

IMPRIMERIE CHARLES BOEHM

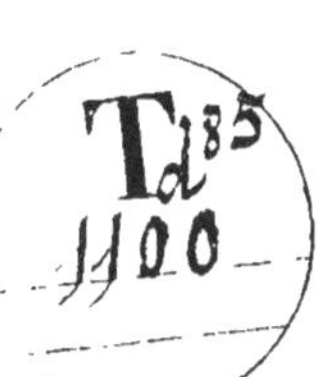

CONTRIBUTION A L'ÉTUDE

DE LA

PARALYSIE GÉNÉRALE ALCOOLIQUE

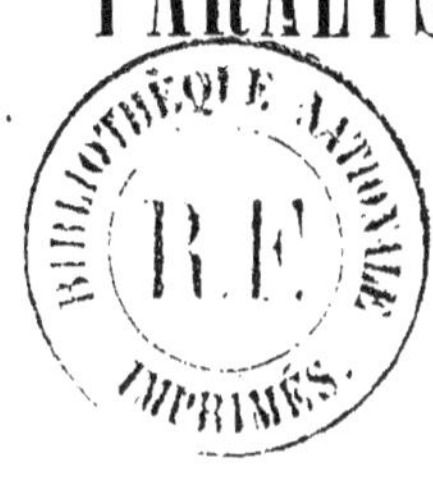

PAR

Dimitre KIROFF

DOCTEUR EN MÉDECINE

MONTPELLIER

TYPOGRAPHIE ET LITHOGRAPHIE CHARLES BOEHM

Éditeur du Nouveau Montpellier médical

1897

A LA MÉMOIRE

DE MON PÈRE ET DE MA SŒUR

A MA MÈRE

DIMITRE KIROFF.

A MON ONCLE Mgr CONSTANTIN

Métropolite de Vratza, Membre du Saint-Synode Bulgare

DIMITRE KIROFF.

A MON PRÉSIDENT DE THÈSE

Monsieur le Professeur MAIRET

Doyen de la Faculté de Médecine

Chevalier de la Légion d'Honneur

DIMITRE KIROFF.

A MES AMIS

DIMITRE KIROFF.

CONTRIBUTION A L'ÉTUDE

DE LA

PARALYSIE GÉNÉRALE ALCOOLIQUE

INTRODUCTION

Aucune maladie n'a produit sur nous une impression aussi triste, aussi saisissante que la *paralysie générale.* Nous ne connaissons vraiment rien de plus cruel que le spectacle lamentable de l'individu qui, jouissant auparavant de la santé la plus florissante, étant plein d'affection pour les siens, ayant la réputation d'un homme intelligent — livré tout à coup à cette terrible maladie, perd toutes ses qualités affectives, perd la mémoire, l'intelligence, et, assiste impassible à sa complète déchéance comme si rien n'était changé dans son existence....

Quand on suit de près un de. ces malheureux, soit dans les familles, soit dans les asiles, quand on assiste à la période terminale de la maladie, pendant laquelle les paralytiques sont réduits à un « tube digestif », n'ayant qu'une vie purement végétative, dégradés au physique et au psychique, articulant des monosyllabes et poussant des gémissements continuels, — on a le cœur serré devant une telle déchéance, et on se demande avec anxiété s'il n'y aurait pas un moyen quelconque d'épargner au genre humain un si grand tribut payé au mal terrible de la paralysie générale?

On a d'autant plus raison de se poser cette question, quand on sait que les causes les plus fréquentes de la paralysie générale sont le surmenage, la syphilis, l'alcoolisme, la misère, tout autant de conditions créées par les exigences de la société actuelle, enfantées et nourries par la civilisation. Mais on ne peut, malheureusement, demander rien à cette société qui se suicide elle-même ; les bienfaits de la civilisation sont chèrement payés par la majorité de la population ; aucune loi faite dans l'intention de défendre les intérêts de la société ne pourra empêcher la misère, le surmenage, l'alcoolisme et la prostitution. Il faudra nous tourner vers des horizons plus larges, plus clairs, il faudra attendre que l'esprit humain soit complètement affranchi et agrandi pour comprendre et éloigner les plaies rongeantes de la société — sources de tant de maladies, de tant de souffrances !...

Connaître la cause d'une maladie et savoir la chercher, c'est déjà savoir la traiter. Dans la médecine moderne, la pathogénie joue un rôle considérable, surtout au point de vue des principes thérapeutiques, qui ne sont plus fondés sur l'empirisme comme autrefois, mais reposent sur des bases plus stables, plus scientifiques. Il en est de la paralysie générale comme de toutes les entités morbides. Il est d'une grande importance de ne point méconnaître l'affection à son début et de ne point méconnaître la cause principale de son éclosion, parce que les erreurs de ce genre peuvent entraîner des conséquences déplorables. La question, à savoir si l'alcool peut avoir une influence sur la production de la paralysie générale, a été posée dès le commencement de ce siècle. Le rapport de cause à effet de l'alcoolisme à la paralysie générale, a été tour à tour affirmé et nié par les auteurs dont les opinions seront exposées dans notre chapitre de l'historique.

Jusqu'à ce jour, les idées sur cette question sont restées partagées, et la paralysie générale alcoolique n'a pu prendre place dans le cadre nosologique. Tous les jours, cependant, la clinique, les statistiques, la courbe ascendante de la paralysie générale de l'alcoolisme, affirment son existence, et nous nous sentons suffisamment armés, avec le secours des faits, pour entreprendre son étude clinique.

Pendant le cours de nos études médicales, nous avons suivi assidûment les magistrales leçons de clinique de M. le professeur Mairet, faites à l'asile des aliénés de Montpellier, et nous avons pu nous convaincre de la vérité des théories émises par notre distingué maître au Congrès des aliénistes français en 1891, à Lyon, à savoir : que l'alcool est capable de produire, à lui seul, la paralysie générale qui se présente avec un tableau clinique spécial, et que cette action peut s'exercer parfaitement sur un sujet sain dépourvu de toute tare héréditaire.

Nous nous proposons de démontrer, dans notre étude, d'abord l'action puissante de l'alcool comme facteur étiologique de la paralysie générale, et ensuite faire l'étude clinique de la paralysie générale alcoolique, en l'appuyant sur un certain nombre d'observations puisées dans les registres de la clinique des aliénés de Montpellier.

Il nous semble que l'importance du sujet est très grande à beaucoup de points de vue.

Nous avons dit plus haut quelle était son importance dans le sens *pathogénique*. Connaître la nature d'une maladie, connaître les conditions qui l'ont provoquée, c'est la grande tâche à laquelle chaque médecin doit s'attacher, s'il veut remplir consciencieusement son devoir. Nous chercherons à éviter l'erreur commise déjà par plusieurs auteurs, qui prenaient les excès alcooliques observés au début de la paralysie générale et dus à la maladie elle-même (la dynamie fonctionnelle de Régis), comme cause primordiale de l'affection. Nos conclusions auront un réel intérêt au point de vue pathogénique, seulement dans le cas où les observations que nous présenterons à l'appui de notre étude, seront choisies parmi celles où l'alcoolisme a été nettement constaté dans le passé du malade.

On comprend quelle est l'importance du sujet au point de vue *thérapeutique*. Le traitement dans le cas de paralysie générale alcoolique confirmée est tout autre que le traitement de la paralysie générale ordinaire. La paralysie générale alcoolique traitée méthodiquement à son début est le plus souvent guérissable.

Nous consacrerons quelques lignes à ce traitement tel qu'il est appliqué à l'asile des aliénés de Montpellier.

Il est certain que si on démontre, documents en mains, que le rôle de l'alcool est considérable, soit comme cause primordiale, soit comme cause occasionnelle dans la production de la paralysie générale, et que, d'autre part, comme l'on sait que le tiers des cas de folie à Paris est dû exclusivement à l'alcool, on a le droit de demander à ceux qui ont mission de sauvegarder les intérêts de la population des mesures *prophylactiques* sévères et capables d'enrayer le mal. « L'alcoolisme est une lèpre de la société moderne, qui envahit peu à peu tous ses membres et finira, si on ne réagit pas violemment, par détruire ou paralyser les meilleurs de ses organes » (Ed. Toulouse, *in Causes de la Folie*, 1896, pag. 352).

Il importe, au point de vue *hygiénique*, de connaître le rapport intime de l'alcoolisme et de la paralysie générale parce qu'il appartient à l'hygiène d'empêcher l'empoisonnement de milliers d'individus et de les soustraire à la dégradation sociale. Personne ne conteste la vérité que les classes pauvres sont surtout éprouvées par les ravages de l'alcool.

Le paupérisme est la cause de l'alcoolisme. Le professeur Joffroy disait dans une de ses leçons, sous une forme paradoxale, qu'il faut être riche pour ne boire que de l'eau à ses repas. « Les abstinents mangent beaucoup et les vivres coûtent trop d'argent et de temps pour les malheureux ».

Il est certain dans ce cas que la question intéresse au plus haut point la société et qu'elle est d'une immense portée *sociale*.

Nous croyons avoir démontré aussi brièvement que possible l'importance de notre étude et combien elle est digne de toute notre attention.

Notre travail comprendra un historique de la question, ensuite nous établirons le parallélisme de la paralysie générale et de l'influence alcoolique, nous le ferons suivre d'une étude clinique et prophylactique, nous indiquerons le traitement, et notre étude sera terminée par les conclusions que nous croyons devoir tirer de l'ensemble de notre travail.

Nous craignons de ne pas être à la hauteur de notre tâche malgré toute notre bonne volonté : l'expérience et un savoir étendu nous manquent ; nous nous efforcerons d'y suppléer par l'ardeur et la bonne foi que nous apporterons dans la discussion de notre sujet.

Nous ne saurions trop remercier notre distingué maître, M. le professeur Mairet, des bons conseils qu'il nous a donnés pour la rédaction de notre thèse et pour l'honneur qu'il nous a fait en acceptant la présidence.

Nous remercions également M. le Dr Vires, chef de clinique des maladies mentales de Montpellier, pour avoir mis complaisamment à notre disposition son savoir et nous avoir fourni les documents cliniques sur lesquels nous avons appuyé notre travail.

CHAPITRE PREMIER

Historique.

L'étude de la paralysie générale alcoolique nous semble comprendre trois périodes historiques. Au commencement de ce siècle, Bayle et Calmeil, Esquirol plus tard, soutenaient que l'alcool peut produire la paralysie générale chez un sujet sain, sans aucune tare héréditaire. Esquirol disait déjà que la paralysie *compliquant la folie* était plus fréquente chez les aliénés qui s'adonnent aux boissons alcooliques. Il faisait remarquer en même temps qu'il n'était pas rare de rencontrer en Russie des hommes éminents par leur rang, leur savoir, leur fortune, qui, parvenus à un certain âge, se livraient à l'abus des boissons alcooliques fortes et tombaient dans la démence compliquée de paralysie et de tremblement.

Royer-Collard et Pinel accordent aux excès alcooliques une large part dans le développement de la paralysie générale. Le grand aliéniste Pinel s'exprime ainsi, dans son *Traité de pathologie générale* : « Quant aux causes de la cérébralité paralytique, nous n'en avons constaté que trois bien positives : en première ligne, l'abus des boissons alcooliques, puis les chagrins et la misère, et enfin, la prédisposition héréditaire, qui, à elle seule, résume toutes les causes dans cette maladie comme dans les autres ».

En 1847, parut la thèse de Marcel (*De la folie par abus des boissons alcooliques*) qui considère aussi la paralysie générale comme une terminaison fréquente de l'alcoolisme, en faisant remarquer qu'avant cette complication nouvelle la maladie conserve ses caractères primitifs, mais quand la paralysie s'est établie, elle perd ses traits distinctifs et le médecin n'a plus devant lui qu'un « cas ordinaire de paralysie générale ».

La première période de l'histoire de la paralysie générale alcoolique finit pour nous avec la thèse de Marcel.

En 1852, parut à Stokholm, l'ouvrage de Magnus Huss (*Alcoolismus chronicus*) dans lequel le savant suédois a, pour la première fois, décrit les désordres de l'alcoolisme chronique plus ou moins analogues à ceux de la paralysie générale, et a posé la question du diagnostic différentiel eutre la paralysie gênérale et l'alcoolisme chronique. L'ouvrage de Magnus Huss est accueilli avec confiance et oüvre la série d'un nombre considérable de mémoires et de thèses, où les auteurs expriment leur opinion sur la question du diagnostic différentiel entre l'alcoolisme chronique et la paralysie générale. Il nous est impossible de donner ici le résumé de tous ces travaux sur cette question : nous nous contenterons donc de passer en revue les opinions les plus autorisées en mentionnant les auteurs qui n'ont fait que reproduire dans leurs mémoires et leurs thèses ces opinions.

Le professeur Lasségue, dans un article sur l'alcoolisme chronique (*Archives générales de médecine*, 1853), article reproduit plus tard dans ses *Etudes médicales*, analyse l'ouvrage de Magnus Huss; et établit les points les plus saillants qui différencient la paralysie générale de l'alcoolisme chronique. « S'il s'agissait de comparer dans leur développement complet les deux ordres d'affection que j'ai en vue de rapprocher, les différences seraient assez marquées pour lever tous les doutes. L'intoxication alcoolique confirmée n'a qu'un petit nombre de points de contact avec la paralysie générale à ses dernières périodes, leur marche a plus de dissemblance que d'analogies, mais il n'en est pas de même au début».

Dans une leçon intitulée : *Les manifestations cérébrales de l'alcoolisme*, le même professeur, envisageant les différences entre la paralysie générale et l'alcoolisme, déclare qu'il n'existe aucun rapport de causalité entre ces deux affections.

La même année, Jules Falret publie sa thèse inaugurale sur la *folie paralytique*, thèse qui est un éloquent plaidoyer en faveur de la différence de l'alcoolisme chronique et de la paralysie générale. « La distinction, dit-il, est de la plus haute importance pour le pronostic, puisque les paralysies alcooliques n'ont ni la même marche, ni la même gravité que la paralysie générale des aliénés. En effet, elles sont intermittentes, guérissent souvent rapidement par la simple privation de boissons, ne se reproduisent que sous l'influence de nouveaux abus, enfin ne conduisent pas fatalement, dans un temps donné, à l'incurabilité et à la mort ».

Reber, dans sa thèse inaugurale 1853, ne fait que reproduire les idées émises déjà par Magnus Huss et Falret. Cette thèse est intitulée : l'*Alcoolisme chronique.*

D'autres thèses (Thomeuf, Motet, Contesse) viennent plus tard établir par des statistiques minutieuses la proportion de la paralysie générale due à l'alcoolisme, sur un nombre déterminé de cas.

Contesse (*Études sur l'Alcoolisme et sur l'Étiologie de la paralysie générale* ; Paris, 1862), se basant sur 1343 observations, établit que la proportion s'élève à 10 °/₀. Les deux principales causes de la paralysie générale sont pour lui l'abus des alcools et la diathèse rhumatismale.

Marcé (*Traité des maladies mentales*, pag. 623) est d'avis que l'alcoolisme joue un grand rôle dans la production de la paralysie générale. Voici d'ailleurs son opinion : «La paralysie générale d'origine alcoolique, une fois qu'elle atteint son complet développement, ne diffère en rien de la paralysie générale ordinaire, mais dans sa période prodromique et dans sa période d'invasion elle présente une physionomie spéciale. Les sujets chez lesquels elle se développe ayant depuis longtemps abusé des boissons alcooliques présentent, en général, l'ensemble des symptômes qui caractérisent la cachexie ébrieuse et surtout les troubles musculaires, tremblement des mains, des jambes, des muscles de la langue et de la face. Ces troubles musculaires, plus sensibles après de nouveaux excès, s'améliorent par l'isolement et par un bon régime, mais à chaque rechute, ils deviennent plus accentués et il arrive un moment difficile à préciser, où les symptômes indiquent qu'il se produit enfin une lésion dans la couche corticale. Il ne s'agit plus alors d'une simple intoxication, mais d'une altération organique, qui désormais ne saurait rétrograder. En somme, ces diverses nuances sont insuffisantes pour constituer une espèce à part, et bientôt la maladie retombe dans la symptomatologie habituelle de la paralysie générale : Idées ambitieuses, affaiblissement de la mémoire et de toutes les facultés, embarras très accentué de la parole, évacuations involontaires et terminaison constamment fatale.

Enfin à l'autopsie, les lésions anatomiques sont exactement les mêmes que celles que nous avons décrites à la paralysie générale, et ce dernier point achève de compléter l'identité des deux états pathologiques».

Le Dr Nasse, dans le journal allemand l'*Irrenfreund* (1870), écrit qu'on peut rencontrer très souvent dans la pratique des malades qui, au premier abord, semblent offrir tous les symptômes physiques et psychiques de la paralysie générale, sans en être cependant atteints, des cas relevant d'une pseudo-paralysie (Hoffmann) qui est presque toujours de nature alcoolique, et que pour cette raison Nasse propose d'appeler : *Pseudo-paralysie a potu*. Le repos et la privation de boissons alcooliques amènent ordinairement une amélioration rapide et bien souvent même une guérison complète. Il ne faut pas trop se hâter de porter un pronostic fâcheux dans le cas d'aliénation avec paralysie, lorsqu'il y a des antécédents avérés de boissons.

Luys, dans une communication faite à la Société médicale des Hôpitaux (avril 1870), affirme que, dans l'étiologie de la paralysie générale, les excès alcooliques ne sont que des causes secondaires chez des individus prédisposés par l'évolution spontanée des tissus à contracter la maladie.

J. Drouet (*Étude clinique sur le diagnostic de la paralysie générale* — in *Annales méd. psychol.*, juillet et septembre 1871) arrive, par l'analyse de 34 cas personnellement observés, à conclure qu'il n'y a pas lieu de distinguer l'alcoolisme chronique de la paralysie générale. «En pratique, du reste, dit-il, la distinction est impossible à faire».

Dagonet (*De l'alcoolisme au point de vue de l'aliénation mentale*, 1873) conclut que «la paralysie générale peut certainement être une conséquence des excès alcooliques».

La même opinion est défendue dans la thèse de Gambus (*De l'Alcoolisme chronique, terminé par la paralysie générale.* — *Gazette des Hôpitaux*, 6, 13 septembre 1873).

Magnan (*De l'Alcoolisme et des diverses formes du délire alcoolique et de leur traitement*, 1874) admet la terminaison de l'alcoolisme chronique par paralysie générale et en cite des exemples. «Sous l'influence de l'alcool, un double processus se développe pui devient la caractéristique de l'alcoolisme chronique : dégénérescence graisseuse (stéatose) : tendance aux irritations chroniques diffuses (sclérose). Selon la prédominance dans les centres nerveux de l'une ou de l'autre de ces lésions, on voit l'alcoolisme chronique marcher vers la démence (stéatose et atérome) ou vers la paralysie générale (sclérose interstitielle diffuse)». Ce passage ne se fait pas d'un seul coup. Magnan admet une période intermédiaire, période de transition, quelquefois très longue, difficile à bien déterminer et qui tient en suspens le diagnostic.

Foville, dans l'article : *Paralysie générale du Dictionnaire de Médecine et Chirurgie pratique*, s'exprime ainsi : « On ne saurait nier que les excès alcooliques ne soient une cause très active, la plus fréquente de toutes de la paralysie générale. Cette opinion a rencontré des adversaires, et l'on a même prétendu qu'il y avait une sorte d'antagonisme entre l'alcoolisme et la paralysie générale ».

Aug. Voisin (*Traité de la paralysie générale des Aliénés*, 1877) dit qu'on ne peut se défendre de croire que les excès d'alcool ne soient une cause prédisposante de la paralysie générale.

Dans une thèse de Paris (1880) de l'*Influence étiologique de l'Alcoolisme sur la paralysie générale progressive*, l'auteur, M. Millet, démontre par des statistiques que la paralysie générale est proportionnellement moins fréquente chez les individus alcooliques que chez ceux qui ne le sont pas.

M. Régis (*Ann. médic. psychol*,, VI, 1881) admet l'existence d'une pseudo-paralysie générale alcoolique causée par des troubles fonctionnels circulatoires et non organiques comme dans la paralysie générale vraie.

Il tend à prouver d'autre part qu'il n'existe pas une relation forcée, absolue, entre les symptômes de la paralysie générale et les lésions propres à cette maladie ; que les premiers ne sont pas forcément toujours sous la dépendance de ces lésions.

M. Moreaux, dans sa thèse (*Marche de la paralysie générale chez les alcooliques*, 1881), envisage la question à un autre point de vue. Il laisse de côté la question du diagnostic différentiel entre l'alcoolisme chronique et la paralysie générale. Il s'attache à démontrer la marche particulière de ce qu'on appelle la vraie paralysie générale alcoolique. Elle est caractérisée par la fréquence et la netteté des rémissions. Cette marche est très importante d'après l'auteur, mais elle ne suffit pas à elle seule pour prouver qu'il n'existe réellement pas de paralysie générale alcoolique.

M. Régis faisant l'analyse de la thèse de M. Moreaux, dans

un article de la *Gazette médicale de Paris*, émet les réflexions suivantes : « Cette marche régressive des symptômes de la paralysie générale chez les alcooliques, absolument inverse de la marche essentiellement progressive de la paralysie générale ordinaire, n'a-t-elle pas paru un caractère suffisant pour laisser entrevoir que cette paralysie générale des alcooliques pouvait bien n'être en somme qu'une pseudo-paralysie générale, tout comme la pseudo-paralysie générale saturnine ».

M. Lacaille, dans une thèse inspirée par M. Régis, intitulée : *De la pseudo-paralysie générale alcoolique*, 1881, ne veut pas considérer l'alcoolisme comme la cause la plus puissante et la plus fréquente de la paralysie générale.

Il croit que l'alcoolisme est incapable d'engendrer la paralysie générale de toutes pièces, si ce n'est exceptionnellement, ce qui même ne lui semble pas prouvé d'une façon absolue. L'auteur pense démontrer que les cas qui ont été considérés comme constituant la véritable paralysie générale alcoolique, s'en séparent par leur mode de début, leur symptomatologie, leur marche, leur pronostic, leurs lésions, et méritent le nom de *pseudo-paralysie générale alcoolique*.

Cette opinion a été acceptée par le professeur Ball dans une de ses cliniques. Il se range absolument à la manière de voir de Lassègue et admet que la plupart des cas dans lesquels on a cru trouver dans les excès alcooliques l'origine de la maladie sont des erreurs de diagnostic. Il reconnaît pourtant qu'il existe quelques faits, peu nombreux à la vérité, mais suffisamment authentiques où la filiation qui attache la paralysie générale à l'alcoolisme est bien nettement démontrée. Donc il ne nie pas absolument le rapport entre ces deux états morbides, mais il combat la tendance à exagérer le rôle de l'alcoolisme dans la production de la paralysie générale.

M. Christian, dans un article publié dans les *Archives de neurologie* (septembre 1887), *Recherches sur l'étiologie de la paralysie générale chez l'homme*, se montre très sceptique sur le rôle attribué à l'alcoolisme dans la production de la paralysie générale. « Je demeure convaincu, écrit-il, que l'alcoolisme n'est que très rarement la cause de la paralysie générale ». Il est vrai que presque tous les paralytiques, quand débute l'accès maniaque qui va nécessiter leur internement, font des excès de boisson, mais c'est alors un fait purement accidentel, symptomatique de la maladie. Il est vrai aussi, et Magnan a insisté sur ce point, que certains alcooliques finissent par présenter les symptômes de la paralysie générale ; ne serait-ce pas la *pseudo-paralysie générale alcoolique* dont la marche diffère notablement de celle de la paralysie générale classique ?

Dans diverses thèses, la question a été discutée, notamment dans celle de Blache, *Etude sur la pseudo-paralysie générale*, Th. Lyon, 1887 ; Roques, *De l'alcoolisme et de la paralysie générale dans leurs rapports réciproques*, Th. Paris, 1891.

En 1888, le 12 mars, a été lue à l'*Académie des Sciences*, la communication des expériences faites par MM. Mairet et Combemale à Montpellier. Il semblerait, d'après ces expériences, que l'alcoolisme chez le chien est capable de provoquer une sorte de paralysie générale.

Roques, dans sa thèse, conclut que depuis un certain nombre d'années la paralysie générale et l'alcoolisme suivent, à Paris, une marche ascendante. Il passe en revue les opinions des auteurs sur cette question.

Foville, Garnier, prétendent que l'alcoolisme est la cause de cette augmentation de la paralysie générale. Lassègue, Ball, Christian et Ritti sont d'avis, au contraire, que l'alcoolisme n'est qu'un épiphénomène, un symptôme de la période initiale de la paralysie générale pendant laquelle le malade subit l'influence d'une excitation générale, fait des excès de boisson. L'auteur se rattache à cette dernière manière de voir et admet que, lorsque la paralysie générale se développe chez un alcoolique, elle revêt une forme spéciale, la *pseudo-paralysie générale.*

Garnier, dans son ouvrage — *La Folie à Paris*, 1890 — écrit: « Je suis de ceux qui pensent que l'intoxication alcoolique est, avec le surmenage, le facteur étiologique de l'encéphalite interstitielle diffuse. Nous découvrons, à l'aide de signes peu douteux, son action sur le développement de la paralysie générale, dont la fréquence paraît se subordonner étroitement au degré de fréquence des cas d'alcoolisme. De telle sorte qu'il suffit de regarder à l'étiage de la montée alcoolique, passez-moi l'expression, pour prévoir une indication correspondante à l'échelle de fréquence de la paralysie générale ».

M. Pierret, dans une discussion à la « Société nationale de Médecine de Lyon », dit : « Le titre de *pseudo-paralysie générale* est mauvais, car, en fait de *pseudo-paralysie*, il y a surtout des *pseudo-diagnostics* » (séance du 9 juin 1890).

Au Congrès annuel des médecins aliénistes français, en août (1891-92), une discussion au sujet du rôle de l'alcoolisme dans l'étiologie de la paralysie générale a été ouverte, à laquelle prirent part la plupart des aliénistes connus. Il nous semble que la *troisième période historique*, dans l'étude de la paralysie générale si complexe et si embrouillée, pourrait commencer avec ce Congrès de 1891. Nous reconnaissons que cette division de l'étude en trois périodes est absolument arbitraire, mais nous la trouvons utile pour la commodité de notre exposé.

Au congrès annuel dont nous avons parlé plus haut (session de Lyon), M. Rousset, médecin adjoint de l'asile de Bron, lit un rapport « *sur le rôle de l'alcoolisme dans l'étiologie de la paralysie générale* ».

Il expose les diverses phases historiques de rapports de la paralysie générale avec l'alcoolisme et fait bien ressortir les divergences d'opinion qui ont existé sur ce sujet depuis le commencement du siècle entre les cliniciens. Il conclut que dans l'immense majorité des cas le rôle de l'alcoolisme dans l'étiologie de la paralysie générale est subordonné à quelque chose d'indéterminé, d'inconnu souvent et d'insaisissable quelquefois, que l'on rencontre à propos de toutes les maladies et qui nous paraît être une condition nécessaire au développement de la *méningo-encéphalite* : c'est la prédisposition qui peut être, suivant les sujets, cérébrale et arthritique, vésanique et nerveuse ou alcoolique. Dans certains cas qui ne sont pas très communs, l'alcoolisme chronique, en dehors de toute prédisposition déterminant à la longue le *processus de la prolifération conjonctive et la sclérose cérébrale, peut aboutir à la paralysie générale.*

Pour M. Magnan, *il existe une paralysie générale*, mais non *une pseudo-paralysie générale alcoolique*. Ceux qu'on décore de cette dernière étiquette correspondent à trois groupes de malades : ce sont ou des alcooliques chroniques, atteints de lésions cérébrales ; ou des paralytiques généraux vrais, bénéficiant des rémissions dans les premières étapes de la maladie ; ou des dégénérés héréditaires atteints, sous l'influence de l'alcool, de manifestations cérébrales simulant seules la paralysie générale.

Notre distingué maître, M. le professeur Mairet, pense que l'alcool peut agir directement comme facteur de la paralysie générale, mais que la maladie affecte alors des particularités spéciales.

Il existe donc pour lui une *paralysie générale alcoolique* dont il trace le tableau clinique, remarquable surtout par des hallucinations, des troubles moteurs, pouvant rappeler le tabes spasmodique, des idées délirantes moins fixes, une perversion du caractère, etc.

A l'appui de cette manière de voir, M. Combemale expose les expériences qui ont été faites par M. Mairet et lui, à Montpellier. Ils rendaient des chiens alcooliques ; ces animaux présentaient, entre le quatrième et le onzième mois, une série de symptômes physiques et mentaux caractéristiques, et les lésions trouvées à l'autopsie ont été celles de la paralysie générale. Nous aurons l'occasion de revenir sur ces expériences dans notre exposé.

M. le professeur Joffroy pense que, seuls, les alcooliques prédisposés cérébralement, versent dans la paralysie générale ou dans la démence. D'autre part, dans une série de leçons, ce professeur s'est efforcé de prouver combien les tares héréditaires étaient nombreuses et fréquentes chez les paralytiques ; l'alcoolisme ne serait, en définitive, qu'un agent provocateur de la paralysie générale.

A tous ces faits qui tendent à mettre en lumière le rôle étiologique plus ou moins absolu de l'alcool, des contradicteurs opposent d'autres arguments et une autre manière de voir. D'abord, disent-ils, l'alcoolisme ne marche pas de pair avec la paralysie générale et on a remarqué que les pays où l'on boit le plus (la Suède, l'Ecosse, l'Irlande), seraient ceux où les paralytiques seraient le moins nombreux (Ball).

D'après M. Régis (Congrès annuel, 1892), un établissement privé de Bordeaux aurait reçu, en vingt ans, 533 malades, dont 164 paralytiques généraux, soit 30,76 °/₀ et seulement 27 alcooliques, soit 6,41 °/₀.

D'après M. Ladame (Congrès annuel, 1892), en Suisse, après l'exécution de la loi sur le monopole fédéral des boissons spiritueuses, les alcooliques ont diminué de nombre, mais pas encore les paralytiques généraux.

Dans une thèse soutenue à Paris, en 1893, M. Barbez, un élève de M. Magnan (*De la paralysie générale due aux excès alcooliques*), a apporté, à l'appui de l'opinion de son maître, des arguments cliniques intéressants ; il a publié les observations des paralytiques généraux vrais, où il n'existait aucune autre cause probable que l'alcoolisme chronique, c'est-à-dire aucune prédisposition névropathique ou congestive, ni traumatisme, ni syphilis ancienne. On voit, dans ces observations, les alcooliques tomber peu à peu dans la démence.

Le docteur Vallon, traitant un sujet mis au concours par l'Académie de médecine, sur les pseudo-paralysies générales saturnine et alcoolique, conclut de la façon suivante : « Il n'existe pas de maladie méritant la dénomination de pseudo-paralysie générale, soit saturnine, soit alcoolique ; les faits ainsi qualifiés ne sont que des périodes de transition, des périodes intermédiaires entre le saturnisme ou l'alcoolisme et la paralysie générale. Tout au plus, pourrait-on accepter le terme de pseudo-paralysie, comme nom du diagnostic provisoire, diagnostic d'attente». En définitive, le mot de M. le professeur Pierret, pour être sévère, n'en est pas moins juste ; en fait de pseudo-paralysie générale, il y a surtout des pseudo-diagnostics ».

Ce travail du Dr Vallon a été publié en 1896.

La même année, a été soutenue devant la Faculté de Lille une thèse sur *la paralysie générale d'origine alcoolique*, par le Dr Kaminsky.

Cette thèse a été élaborée d'après les statistiques faites à l'asile d'aliénés d'Armentières. L'auteur remarque que la paralysie générale augmente de fréquence et que cette augmentation est due principalement à l'alcoolisme, conséquence de l'abus d'alcools impurs.

Cet historique de la question — un peu long, peut-être — est loin de faire mention de tout ce qu'on a écrit sur le sujet qui nous occupe. Ce qui ressort, nous semble-t-il, est la confusion et la variété des opinions émises depuis un siècle. Néanmoins nous pouvons les résumer en trois grands groupes :

1° Quelques auteurs croient que l'alcoolisme ne peut produire, de toutes pièces, la paralysie générale, et que, ce que l'on appelle la paralysie générale alcoolique n'est, après tout, qu'un état cérébral particulier, empruntant plus ou moins le masque de la paralysie générale. Il y a des différences assez marquées pour faire la distinction ; dès lors, on peut appeler l'affection du nom de *pseudo-paralysie générale alcoolique* ;

2° D'autres auteurs établissent une ligne de démarcation très nette entre l'alcoolisme chronique et la paralysie générale. Ils font observer que les paralysies alcooliques n'ont ni la même marche, ni la même gravité que la folie paralytique ;

3° Enfin, les autres croient que l'alcool peut déterminer la paralysie générale de toutes pièces et que l'alcoolisme chronique aboutit à cette affection.

C'est à cette dernière manière de voir que nous nous rattachons. Nous allons essayer de démontrer combien est étroit le rapport de l'alcoolisme et de la paralysie générale, nous basant sur les statistiques et sur l'expérimentation.

CHAPITRE II

Marche ascendante parallèle de l'alcoolisme et de la paralysie générale.

I. — Statistiques.

La plupart des auteurs sont d'accord sur ce fait que les cas d'aliénation mentale augmentent d'année en année, qu'il y a dans ce fait un courant que rien ne peut empêcher et qu'on ne peut nier.

Il est certain que, grâce à l'amélioration de l'assistance des aliénés, beaucoup de ceux qui auparavant étaient demeurés en dehors des asiles, comme les idiots, les crétins, etc., ont été enfermés et ont augmenté ainsi l'armée des aliénés assistés. Mais, abstraction faite de ces derniers, les statistiques détaillées démontrent nettement l'augmentation des cas de folie. Les chiffres d'ailleurs rendront évidente la vérité de l'idée que nous venons d'émettre.

Le Dr Lunier dans un travail publié dans les *Annales médico-psychologiques*, 1884, sur le *mouvement de l'aliénation mentale en France* depuis 1835 à 1882, démontre, par des tableaux très suggestifs dans quelle proportion cette augmentation est faite. Voici du reste ces tableaux :

Années	Population	Aliénés libres et internés	Proportion pour 10.000 habitants	Habitants pour 1 aliéné
1835....	33.346.571	16.538	4.96	2.016
1841....	34.230.178	18.367	5.37	1.864
1851....	35.783.170	46.357	12.95	772
1856....	36.139.364	59.848	16.56	604
1861....	37.386.313	84.181	22.52	444
1866....	38.067.064	90.707	23.82	420
1872....	36.102.921	87.968	24.40	410
1876....	36.839.000	83.012	22.50	444

Cette progression est rendue plus évidente, si l'on considère par dix ans l'augmentation du chiffre des aliénés internés.

Années	Aliénés	Excédent
1834.................	10.000	—
1844.................	16.235	6.255
1854.................	24.524	8.269
1864.................	33.976	9.452
1874.................	40.810	6.834
1882.................	49.012	8.208

On s'assure qu'en un demi-siècle le nombre des aliénés internés a presque quintuplé, tandis que la population générale a triplé. Lunier, cependant, ne croyait pas à une réelle augmentation des cas de folie, augmentation qu'il rapportait surtout à l'extension de l'Assistance. Et il pouvait remarquer que l'accroissement, par rapport au chiffre des admissions, qui était il y a 40 ans, de 12,5 % par an, n'était plus en 1882 que de 1,70 %. Il tendait donc à progresser seulement avec la population (Dr Toulouse).

Lunier conclut pourtant qu'il n'est pas douteux que nous voyons beaucoup plus qu'autrefois, surtout dans les grandes villes, des paralytiques, des alcooliques, etc.

D'autres faits plus nouveaux sont venus démontrer l'augmentation progressive de l'aliénation mentale et affirmer ce que Lunier, par une erreur d'interprétation, avait presque nié.

Dans le remarquable rapport de M. Claude (des Vosges) (*Rapport au Sénat au nom de la Commission d'enquête sur la consommation de l'alcool en France* 1887), nous relevons les chiffres suivants concernant « le mouvement général des aliénés des deux sexes dans les asiles départementaux (1861-1885).

Années	Total des aliénés des deux sexes.
1861-65	14.983
1866-70	19.391
1871-75	21.962
1876-80	39.822
1881-85	51.207

Pour le seul département de la Seine, le nombre des malades internés, étant de 3,833 pour la période décennale de 1801 à 1810, s'élève à 26,620 pour la période de 1871 à 1880 et à 32,303 pour la dernière période de 1881 à 1889 (Préfecture de la Seine : (*Rapport sur le service des aliénés du département de la Seine pendant l'année* 1889).

M. Planés, dans sa thèse sur la « *folie à Paris* » — travail très documenté et excessivement intéressant — démontre, par des travaux et des graphiques, que l'augmentation des cas de folie à Paris est réelle. (1872-85). Il a relevé dans les registres des Asiles publics et Maisons particulières à Paris, du 1er janvier 1872 au 31 décembre 1885, 49,000 aliénés internés. En 1872, 3,084 hommes et femmes ont été internés ; en 1885, le chiffre s'élève à 4,186 et à 4,449 en 1888 (Garnier).

Cette statistique est d'autant plus intéressante qu'elle relève l'augmentation de la fréquence de la folie à Paris sans qu'elle soit en proportion avec l'augmentation de la population. Il est démontré, en effet, que la population parisiennne n'a pas augmenté dans la période que nous avons prise en considération. Nous ne pouvons donc pas nous rallier à l'opinion du Dr Lunier, qui admettait l'augmentation des cas de folie sous certaines réserves. L'augmentation de la fréquence de la folie est certaine et hors de doute.

Dans les milieux ruraux, comme l'a remarqué Lunier, le nombre des idiots et des crétins tend à décroître. « Mais l'examen de ce qui se passe dans les grandes villes est loin de nous conduire à des constatations aussi rassurantes ». (Garnier).

Quelle est donc la cause de cette augmentation ? Il est certain que ces causes doivent être multiples ; il est certain que les exigences de la vie deviennent de jour en jour plus nombreuses, que la lutte pour l'existence est plus dure, que la classe ouvrière est loin de profiter des bienfaits de la civilisation et que beaucoup de cerveaux fléchissent sous le poids de la misère et des souffrances matérielles. Mais il y a surtout deux causes qui sautent aux yeux et qui nous intéressent particulièrement : c'est *l'alcoolisme* d'une part, et la *paralysie générale* d'autre part. Nous démontrerons, avec des chiffres puisés à des sources certaines, que la folie augmente de fréquence grâce à ces deux causes.

Il y a, dans l'évolution de l'alcoolisme et de la paralysie générale, une marche ascendante et parallèle extrêmement curieuse qui ne doit pas échapper à l'observateur et qui demande à être expliquée. Mais laissons parler les chiffres.

Le nombre des aliénés, dont l'affection est due à l'alcoolisme, admis dans les asiles départementaux accuse la marche suivante (Claude, des Vosges) ;

1861-65	1496.
1866-70	3565.
1871-75	4706.
1876-80	6099.
1881-85	7397.

Voici maintenant la proportion des aliénés dont l'affection est due à l'alcoolisme sur 100 malades admis dans les asiles départementaux :

1861-65	9,60 %.
1866-70	11.98 %.
1871-75	14,80 %.
1876-80	14,74 %.
1881-85	14,42 %.

Ces résultats, comme le fait justement remarquer M. Garnier, comprenant une période de 25 années (1861-1885) et portant sur l'ensemble des cas relevés dans les différents asiles d'aliénés en France, sont loin de marquer une invasion de la folie alcoolique aussi rapide que celle indiquée par la statistique de Paris prise isolément. Pour donner une idée de cette différence, nous nous permettrons de citer quelques chiffres : M. Garnier a relevé que, durant la période triennale 1874-1876, la moyenne annuelle des délirants alcooliques admis, a été de 367,33 ; et, durant la période de 1886-1888, cette moyenne s'est élevée à 729,64, c'est-à-dire a doublé. Sur 8,139 cas d'aliénation mentale il y aurait 2,189 folies alcooliques, les plus nombreuses de toutes. D'après une statistique dressée par M. Planès (*loc. cit.*), il y a sur 18,000 aliénés, 5,063 qui sont redevables de leur internement à l'intoxication alcoolique, ce qui constitue la proportion de 28 %; c'est presque le double de la proportion 14,42 mentionnée dans le rapport de M. Claude (des Vosges).

Nous croyons avoir démontré, par les statistiques générales et celles de Paris prises isolément, que l'augmentation des cas de folie est due en grande partie à l'alcoolisme.

Voyons maintenant quel est le rôle de la paralysie générale dans cette augmentation.

Il nous est impossible de donner ici une statistique pour la France entière parce qu'il n'existe pas un type unique de statistique, chaque directeur d'asile en donnant une à sa manière.

La statistique dressée à l'Infirmerie spéciale des Aliénés, au

Dépôt de la Préfecture de police à Paris, est pourtant très instructive, et nous allons la reproduire en entier :

Années	Hommes	Femmes	Total
1872............	138	45	183
1873............	174	36	210
1874............	137	37	174
1875............	155	39	194
1876............	147	46	195
1877............	135	42	177
1878............	145	57	202
1879............	137	50	187
1880............	136	52	188
1881............	139	50	189
1882............	150	58	208
1883............	191	71	270
1884............	182	72	254
1885............	172	79	251
1886............	219	84	303
1887............	241	101	342
1888............	251	103	354

La proportion des paralytiques généraux est, par rapport au chiffre total des aliénés, de 14,70 °/₀ pour les hommes et de 8,70 °/° pour les femmes. La paralysie générale marquait 174 cas en 1877, tandis qu'en 1888 elle en marquait 354, soit un peu plus du double dans un intervalle de 15 années.

Les statistiques des placements volontaires sont plus significatives à cet égard ; en voici une de M. le professeur Ball, à Sainte-Anne (Roques, thèse de Paris, 1891):

Paralysie générale. 43 sur 92 malades, soit 46,7 °/₀
Alcoolisme....... 12 sur 92 malades, soit 13,4 °/₀

Les placements sont effectués depuis 2 ans et demi.

Il nous semble que les résultats des statistiques que nous venons de passer en revue sont suffisamment clairs : ils tendent à démontrer que les cas de paralysie générale augmentent rapidement et que c'est surtout chez le sexe féminin que cette marche ascendante est marquée. C'est un fait qu'il faut retenir et sur lequel nous reviendrons plus loin.

Nous concluons que « l'augmentation des cas d'aliénation mentale dans ces dernières années est, avant tout, le fait de deux types morbides dont la fréquence est en très rapide progression : la folie alcoolique et la paralysie générale. Les psychoses essentielles, comme la manie, la mélancolie, le délire chronique ou psychose systématique progressive, restent à peu près stationnaires et sont en général deux fois plus communes chez la femme que chez l'homme (Garnier). »

Maintenant, après avoir fait cette constatation, voyons quels sont les rapports de l'alcoolisme et de la paralysie générale.

Disons d'ores et déjà que l'alcoolisme et la paralysie générale ont une marche ascendante et parallèle. Depuis que les ravages de l'alcoolisme ont commencé à se faire sentir, les paralytiques généraux ont augmenté. Les statistiques le prouvent surabondamment.

Nous trouvons dans la thèse de Roques «l'*alcoolisme et la paralysie générale dans leurs rapports réciproques.* Paris 1891, des documents très intéressants sur cette question, et nous n'hésiterons pas à les reproduire.

M. Magnan, médecin en chef du bureau d'admission et de répartition à l'Asile Sainte-Anne, fournit les chiffres suivants pour l'année 1889 : sur 2,065 hommes et 1,547 femmes, il a constaté que 277 hommes étaient atteints de paralysie générale, soit 13,41 °/₀, 106 femmes étaient atteintes de paralysie générale, soit 6,85 °/₀.

L'alcoolisme figure, dans cette statistique, pour 521 cas chez l'homme, soit une proportion de 25,23 °/₀ ; il figure pour la femme dans 128 cas, soit une proportion de 8,25 °/₀.

M. le Dr Bouchereau, médecin en chef de la section des femmes à Sainte-Anne, trouve sur 475 malades 23 alcooliques ou 4,9 % et 19 paralytiques générales, soit une proportion de 4 %.

M. le Dr Dubuisson, médecin en chef de la section des hommes à Sainte-Anne, trouve sur 252 entrants la folie paralytique dans 53 cas, soit 25 % et la folie alcoolique dans 64 cas, soit 25,4 %.

M. le Dr Boudrie, directeur et médecin en chef de l'Asile d'aliénés de Vaucluse, constate que les cas de paralysie générale sont toujours relativement nombreux. Chez les hommes ils représentent le quart et chez les femmes le dixième environ des entrées pour chaque sexe. La proportion des alcooliques est, dans cet asile, de 19 % pour les hommes et de 6 à 7 % pour les femmes.

M. le Dr Febvré, médecin en chef de la division des femmes à l'Asile de Ville-Evrard, trouve, sur 466 admissions, 41 cas de paralysie générale, soit 9,2 % et 29 cas d'alcoolisme, soit 6,2 %.

M. le Dr Marandon de Montyel, médecin en chef de la division des hommes au même asile, avait, en 1888, 596 aliénés, sur lesquels 151 alcooliques et 152 paralytiques généraux. Il en a 628 en 1889, sur lesquels 326 alcooliques et 293 paralytiques généraux, ce qui donne une proportion de 27 % d'alcooliques et de 24 % de paralytiques généraux.

A l'Asile de Villejuif — division des femmes — M. le Dr Briand trouve, sur 444 admissions, 29 alcooliques, soit 6 % et 31 paralytiques générales, soit 6,3 %.

M. le Dr Vallon, médecin en chef de la division des hommes à l'Asile de Villejuif, trouve sur 721 admissions 132 alcooliques, soit 18,5 %, et 208 paralytiques généraux, soit 29%.

Dans le récent rapport de M. Magnan, sur son service d'admission à Saint-Anne, nous relevons les chiffres suivants : en 1893 il y avait 332 paralytiques généraux sur un total des admissions de 3,772 aliénés, soit 8,3 %; en 1894, sur un total de 4,054 aliénés, la paralysie générale est représentée par 437 cas, soit une augmentation de 105 cas sur le compte de la paralysie générale, « à laquelle l'alcoolisme n'est pas étranger ».

M. le Dr Toulouse, dans son rapport pour le service clinique de Sainte-Anne, dit : « Nous avions, au 1er février 1894, 161 aliénés hommes et femmes; 214 nouveaux ont été admis pendant l'année, dont 54 alcooliques et 31 paralytiques généraux. Ce parallélisme fréquent semble prouver que l'ivrognerie d'habitude doit être un des facteurs importants de la maladie cérébrale. »

Notre ami Salle, interne à l'Asile des aliénés de Marseille, nous a complaisamment transmis une statistique dudit Asile concernant les admissions des alcooliques et paralytiques généraux pour les années 1893-1896. Dans cette statistique sont notés avec soin les cas de paralysie générale dus exclusivement à des excès alcooliques, ce qui constitue précisément sa vraie valeur scientifique, C'est par de pareilles statistiques du reste, qu'on pourra démontrer l'action puissante de l'alcool sur la production de la paralysie générale.

Voici les chiffres :

ANNÉES	ALCOOLIQUES	PARALYTIQUES GÉNÉRAUX	TOTAL DES ADMISSIONS	ALCOOLIQUES pour %	Paralyt. génér. pour %.
1893	31	44	185	17	24
1894	50	45	259	19.3	17.5
1895	60	50	292	20.5	17
1896	67	49	270	24.8	12.2

Voici maintenant la proportion de la paralysie générale alcoolique :

ANNÉES	NOMBRE TOTAL DES PARAL. GEN. ADMIS	ALCOOLISME COMME CAUSE	PERCENTUM DES PAR. GÉN. ALCOOLIQ.
1893	44	16	36.3 %
1894	45	22	48.8 %
1895	50	13	26 %
1896	39	17	43.5 %

Ces chiffres sont très éloquents par eux-mêmes et nous dispensent de tous commentaires.

Voici d'autre part quel est le mouvement de paralytiques généraux traités à l'Asile de Montpellier de 1864 à 1896 :

Années	Hommes	Femmes	Total
1864-66	39	13	52
1867-71	90	21	111
1872-76	78	23	101
1877-81	87	33	120
1882-86	87	38	125
1887-91	83	34	117
1892-96	127	38	165

On voit, d'après ce tableau, que le nombre de paralytiques généraux va en augmentant, mais il faut remarquer que la progression chez les femmes est beaucoup plus régulière.

Nous n'avons pu faire une enquête complète sur l'augmentation des cas de paralysie générale en rapport avec l'alcoolisme dans tous les autres pays d'Europe. Il eût été instructif de savoir si les relations de ces deux affections sont les mêmes qu'en France : nos conclusions auraient été bien plus convaincantes de ce fait qu'elles auraient porté sur un champ aussi étendu.

Cependant, pour quelques nations, il nous a été possible de

nous procurer certains documents que nous résumons ci-dessous.

Dans l'article de M. Jdanow, la *paralysie générale chez la femme* (*Annales méd. psych.*, 7e série, 1894), nous trouvons les chiffres suivants démontrant la proportion de la paralysie générale, mais que nous ne pouvons pas interpréter en faveur de l'action étiologique de l'alcool, parce que, si nous possédons la donnée générale que l'alcoolisme dans les pays étrangers a augmenté comme en France, nous ne possédons pas toutefois la donnée mathématiquement exacte de cette augmentation. Cette réserve faite, voici ces chiffres :

	Nombre général des malades	Tant p. cent des paralyt. hom.	Tant p. cent paralyt. femmes	Proportion réciproq. des deux sexes
Danemark......	4.789	18,5	7,3	1 à 3,49
Autriche.......	8.546	26,8	7,8	1 à 3,95
Italie..........	5.780	12,3	3,7	1 à 3,32
Allemagne.. ...	17.076	31,48	9,60	1 à 3,27
Russie.........	11.306	13,8	4,38	1 à 3,25
Angleterre.....	946	18,86	6,52	1 à 2,89
Belgique.......	7.655	12,2	4,4	1 à 2,77
France........	49.267	12	5	1 à 2,40

Dernièrement a paru, dans *The Journal of mental science*, october 1896, un article, signé du Dr Stewart, *Sur l'augmentation de la paralysie générale en Angleterre, ses causes et sa signification* (*The increase of general paralysis* in *England aud Walls, its causation and significance*) ; nous sommes très heureux de pouvoir donner ici les conclusions de l'auteur anglais, d'autant plus qu'elles sont absolument d'accord avec la cause que nous défendons.

L'auteur s'attache à démontrer, avant tout, qu'il n'y a pas une réelle augmentation dans les cas de l'aliénation mentale, prise en bloc, en Angleterre.

L'encombrement des asiles est expliqué par la diminution des «décharges» (les morts et les renouvelés) qui, pour une période de dix ans (1871-80), étaient de 19 °/₀, tandis qu'on avait pour la période décennale suivante, 17,83 °/₀ (1881-90). D'autre part, si en 1881 les malades entrés à l'asile *pour la première fois* étaient dans la proportion de 3,3 p. 10,000 de population, tandis qu'en 1891 ils constituaient une légère augmentation — 3,7 p. 10,000 de population —, le fait s'explique par la tendance de l'opinion publique, toujours croissante, d'éloigner les aliénés, c'est-à-dire de les faire enregistrer et interner, au lieu de les soigner à la maison.

Le fait est tout à fait différent pour la paralysie générale, qu augmente d'une façon effrayante (elle est à peu près de 9 °/₀ du nombre total des malades admis dans les hôpitaux d'Angleterre). Les rapports annuels des Commissions chargées d'étudier cette question le prouvent suffisamment. La paralysie générale augmente en bien plus grande proportion que celle des autres vésanies.

Voici un tableau d'après lequel on peut voir quelle est la proportion de la paralysie générale pour une période de cinq années sur les admissions totales :

ANNÉES	HOMMES	FEMMES	TOTAUX
1872-82	12,8	3,3	8
1883-87	14,3	3,1	8,6
1888-92	14,7	3,4	8,9

On remarque, dans ce tableau, que la différence d'augmentation entre la dernière et la première période, pour les deux sexes, est de 0,9 ; pour les femmes seulement elle est de 0,1, et pour les hommes de 1,9 ; en d'autres termes, l'augmentation pour les hommes est 19 fois plus grande que celle pour les femmes.

Dans le tableau suivant, M. Stewart fait ressortir la répartition de la paralysie générale suivant la position sociale des malades :

ANNÉES	CLASSES AISÉES			CLASSES PAUVRES		
	H.	F.	T.	H.	F.	T
1872-82	9,7	1,5	5,8	13,5	3,6	8,4
1883-87	11,2	1,2	6,4	14,8	3,5	9,0
1888-92	12,9	1,1	7,4	15,0	3,7	9,1
Différence dans l'augmentation entre la dernière et la 1re période..	+ 3,2	—0,4	+1,6	+ 1,5	+0,1	+0,7

En examinant de près ce tableau, on constate que la paralysie générale va en augmentant dans une proportion plus forte chez les individus appartienant à la classe aisée que chez ceux qui appartennent à la classe pauvre. Pour les femmes, on remarque que la paralysie générale se cantonne de plus en plus chez celles qui font partie de la classe pauvre, et qu'elle y va en augmentant de proportion (+ 0,1) ; tandis que chez les femmes appartenant à la classe aisée, la paralysie générale va en diminuant de proportion (— 0,4). L'auteur établit, en outre, par des tableaux que nous n'avons pas à reproduire ici, que la paralysie commence à faire des victimes également parmi les jeunes. C'est un fait intéressant à enregistrer.

Après avoir fait ces constatations, M. Stewart se demande quelles sont les causes de cette augmentation de la paralysie générale. Il dresse, dans ce but, un tableau dans lequel sont indiquées les proportions des différentes causes (morales et physiques) qui agissent pour la production de la paralysie générale. Nous relevons parmi les causes physiques la suivante :

Proportion de la paralysie générale due à l'alcool.

Années	Hommes	Femmes	Total
1878-82	24,3 %	14,5 %	20,3 %
1888-92	26,1	20,1	24,9

N'est-il pas d'une valeur incontestable, le fait que la paralysie générale due aux excès alcooliques occupe le premier rang dans ce tableau ?

Il est à remarquer encore que la paralysie générale due aux excès alcooliques marche avec celle produite par les excès vénériens et la syphilis.

La différence, dans l'augmentation de l'aliénation mentale (sauf la paralysie générale), produite par l'alcoolisme entre les années 1878-82 et 1888-92 est de 0,3, tandis que pour la paralysie générale due à la même cause elle est de 4,6 pour la même période de temps.

En ce qui concerne l'augmentation de la paralysie générale chez les femmes de la classe pauvre, l'auteur en trouve l'explication dans le fait que la femme de cette classe a changé sa manière de vivre, étant employée à l'exécution de travaux pénibles qu'elle ne faisait pas autrefois ; par suite elle s'est adonnée aux excès alcooliques tout comme l'homme.

En résumé, M. Stewart constate un parallélisme dans l'augmentation de la paralysie générale et de l'alcoolisme en Angleterre, et pense que les excès alcooliques suivis de près par les excès vénériens et la syphilis sont les grands facteurs, qui contribuent à cette augmentation.

D'après les rapports : *Of the commissionners* in *Lunacy*, on voit que la paralysie générale fait des progrès (surtout parmi les hommes) également en Ecosse, pays qui passait pour à peu près vierge de cette affection.

M. le professeur Ball se plaisait à répéter, dans ses leçons et dans nombre de thèses inspirées par lui, que l'Ecosse, étant le pays de l'alcoolisme par excellence, ne fournit pas pourtant des paralytiques généraux, et il voit, dans ce fait, la négation évidente de la puissance étiologique de l'alcool dans la paralysie générale.

Les faits les plus récents viennent le contredire ; voici les chiffres :

Percentum pour	31 ans jusqu'en	1888	hommes 18,3	femmes 4,5
—	32	1889	18,5	4,7
—	33	1890	18,6	4,7
—	34	1891	18,7	4,7
—	35	1892	18,8	4,7
—	36	1893	19,0	4,8
—	37	1894	19,2	4,7

Nous voyons donc combien ce fléau qu'on appelle la paralysie générale s'étend de jour en jour et menace de ravager la santé publique.

Dans le dit article du Dr Stewart, nous trouvons un passage remarquable sur ce sujet, et nous nous faisons un devoir de le citer en entier :

«On voit, en étudiant les statistiques, dit le Dr Stewart, que les Anglais sont peu sujets à l'aliénation mentale ; mais il faut avouer que, dans ces dernières années du XIXe siècle, un changement s'est produit dans le genre d'aliénation mentale, une faible résistance aux envahissements des maladies de l'encéphale, une diminution de la vitalité, une tendance vers la déchéanee sociale rapide et prématurée. L'examen des statistiques en ce qui concerne l'âge vient de nous convaincre de la vérité du fait énoncé. Le fait de l'augmentation réelle de la paralysie générale est non seulement vrai, mais, ce qui est à remarquer, c'est l'augmentation, parmi les personnes relativement jeunes, ce qui démontre davantage la tendance vers une déchéance sociale. « Comme le dit Mickle, cela prouve le peu de vitalité des peuples de l'Europe occidentale, une vieillesse prématurée des membres d'une Société est le signe d'une déchéance imminente».

Cette conclusion sobre et menaçante paraîtra probablement exagérée à quelques-uns; nous croyons, quant à nous, qu'il vaut mieux exagérer le danger d'un mal pour s'en préserver. Le professeur Adams, ayant remarqué que pendant le choléra à Glasgow (1848-49) le plus grand nombre de cas mortels s'observait parmi les individus s'adonnant aux boissons alcooliques fortes, a fait mettre pendant l'épidémie des placards sur les débits avec l'inscription : «Ici on vend du choléra»... Ne viendra-t-il pas un jour où l'on se verra obligé de mettre en exécution les moyens proposés par le professeur anglais contre l'alcoolisme et les maladies qu'il produit ?

Dans la *Revue médicale Russe Vratch* (nos 19, 20, 1876), M. Greidenberg a publié un article intitulé: *Recherches statistiques et étiologiques sur la paralysie générale*, où l'on trouve des documents intéressants sur cette question. Voici en résumé les principaux points de cette étude. Pendant 11 ans (1885-1895), ont été admis à l'Asile des aliénés de *Sympheropol* (Russie) 2,914 malades, dont 2,010 hommes et 904 femmes. On constate parmi ces aliénés 369 cas de paralysie générale — 304 hommes et 65 femmes. Dans les chiffres ci-dessus sont comptés les malades qui ont été internés à plusieurs reprises à l'asile ; mais si l'on prend en considération rien que ceux qui y entrent pour *la première fois*, on obtient les résultats suivants.

	Hommes	Femmes	Total
Nombre total des admissions..	1627	706	2333
Paralysie générale..........	239	61	300
— pour cent.	14,68	8,64	12,85

MM. *Jdanow* et *Ignatieff* obtiennent entre tous les asiles de la Russie les proportions suivantes pour la paralysie générale :

	Hommes	Femmes
Le premier............	13.8 %	4.38 %
Le second..............	13.9 %	6 %

En 1885, ont été internés à l'asile de Symphéropol 13 paralytiques généraux, en 1886, on n'en trouve que 6, tandis qu'en 1895, leur nombre s'élève à 49.

Les femmes ont été représentées, en 1885, par 4 paralytiques générales ; en 1886, on n'en trouve point, mais en 1895, 17 personnes atteintes de cette maladie y ont été admises. Au 1er janvier 1886, on relève le chiffre de 10 paralytiques généraux (8 hommes et 2 femmes), tandis qu'au 1er janvier 1896, on en relève 50 (29 hommes et 21 femmes). Par conséquent dans 10 ans, le nombre des femmes atteintes de paralysie générale a décuplé.

L'auteur s'efforce ensuite à démontrer quelles sont les causes de l'augmentation des cas de paralysie générale, Ces causes ont été nettement définies dans 230 cas sur 300, parmi lesquels 197 hommes et 33 femmes ; pour les autres 70 malades — 42 hommes et 28 femmes, les causes sont restées inconnues. En laissant de côté ces derniers cas, l'auteur trouve *cinq* causes principales qui puissent expliquer le développement de la paralysie générale chez ces malades. Ces causes agissent à elles seules pour la production de la maladie (68 °/₀) ou bien combinées entre elles (32 °/₀). Les voici dans l'ordre de leur importance étiologique : la syphilis, les excès alcooliques, l'hérédité, les causes morales et le traumatisme.

Voici maintenant la proportion de la paralysie générale, suivant la pathogénie pour les deux sexes réunis.

	Cause unique	Associée à d'autres causes
Syphilis.............	36 °/₀	62 °/°
Excès alcooliques......	14	40
Hérédité..	4,7	20,8
Causes morales........	8,7	9,0
Traumatisme.........	4,3	5,2

La syphilis et les excès alcooliques associés présentent une proportion de 14.3 °/₀, la plus forte.

Proportion de la paralysie générale pour les deux sexes pris à part :

	Hommes	Femmes
Syphilis............	66 °/₀	42,5 °/₀
Excès alcooliques......	36,5	51,5
Hérédité............	20,7	21,2
Causes morales.......	9,7	9,0
Traumatisme.........	4,5	9,0

Il est à remarquer que l'alcoolisme comme cause de la paralysie générale est presque une fois et demie plus fréquent chez la femme que chez l'homme. L'auteur fait remarquer en outre que l'action de l'alcool comme facteur étiologique de la paralysie générale chez la femme est encore plus significative quand on compare les tableaux des paralytiques généraux alcooliques syphilitiques et non syphilitiques.

	Syphilitiques	Non syphilitiques
Excès alcooliques :	18,7°/₀ hommes, 21,2°/₀ femmes;	17,7°/₀ h., 30,3°/₀ f.

M. Greidenberg se demande plus loin si une nation par ses mœurs et ses habitudes n'a aucune influence sur la valeur étiologique soit de l'alcool, soit de la syphilis pour le développement de la paralysie générale ? Voici un tableau dressé dans ce but :

	Syphilis	Hérédité	Excès alcooliques
Russes.......	60 °/₀	20,5 °/₀	47,2 °/₀
Juifs.........	50	25	12,5

On remarque que les Juifs, ordinairement sobres et abstinents, sont représentés, pour la paralysie générale produite par les excès alcooliques, pour une proportion beaucoup plus faible que les Russes, qui, en général, aiment le vodka (eau-de-vie). Dr Hirschl (*Jahrbücher für psychiatrie*, I, XIV) assistant de Kraft-Ebing en comparant les chiffres obtenus par beaucoup d'auteurs, concernant les trois grandes causes invoquées pour expliquer l'étiologie de la paralysie générale, trouve que ces chiffres oscillent ainsi :

Syphilis de 11 % (Eicholdt) à 94 % (Régis).
Alcoolisme 3.4 % (Westphal) 75.2 % (Macdonald).
Hérédité 5.4 % (Westphal) 56.5 % (Mendel).

Les différences dépendent des préférences des auteurs d'une part, et, d'autre part, du matériel qui leur sert pour leurs conclusions.

« Chaque pays, chaque nation, doit avoir sa propre étiologie de la paralysie générale ».

Il y a, nous semble-t-il, beaucoup de vrai dans cette idée.

M. Greidenberg conclut ainsi : 1° La paralysie augmente progressivement surtout chez les femmes ; 2° Trois causes principales agissent sur cette augmentation : *a*) la syphilis, *b*) l'alcoolisme, et *c*) l'hérédité ; 3° Les villages, qui jusqu'à présent sont restés indemnes de la paralysie générale, commencent à envoyer des paralytiques généraux dans les asiles.

Après avoir fait la revue générale des statistiques, il nous reste à étudier de près quelques faits particuliers qui ne manquent pas d'intérêt et qui demandent à être discutés et interprétés suivant leur juste valeur.

Il y a avant tout une constatation à faire : c'est que les cas de paralysie générale sont devenus bien plus nombreux depuis que le phylloxera a détruit les vignes en France, et surtout dans le Midi de ce pays. Le vin ayant été remplacé par l'alcool, les asiles ont commencé à être encombrés d'alcooliques et on remarque. en même temps, que la courbe de la paralysie générale s'élève

« L'invasion de l'oïdium d'abord, dit Claude (des Vosges), du phylloxera, ensuite, les nécessités de la consommation intérieure et celles du commerce extérieur, les progrès scientifiques provoqués par cet état de choses et réalisés par la chimie et la distillerie, amenaient pour les boissons une véritable révolution industrielle et économique.

L'alcool se substitue au vin, le débit des boissons à l'ancien cabaret. Le mal eût été moindre si nous n'avions cessé de nous trouver en présence de l'alcool de vin, mais celui-ci disparut peu à peu, très vite même, pour céder la place à un produit nouveau, l'alcool d'industrie, dont — à moins d'une préparation spécialement minutieuse — la nécessité scientifiquement reconnue constitue un véritable péril social, péril qui va chaque jour s'aggravant et qui se manifeste notamment par la perte des salaires, par des faits d'*aliénation mentale*, etc.»

L'accroissement parallèle de l'alcoolisme et de la paralysie générale depuis le phylloxera a été signalé par les directeurs-médecins en chef des asiles dans leurs rapports envoyés par le Ministère de l'Intérieur à la Commission sénatoriale de 1887.

Ainsi, par exemple, le directeur médecin en chef de l'Asile des aliénés de *Prémontré* (Aisne) dit, dans son rapport : « Partant de ce fait, que depuis plus de trente ans les alcools d'industrie sont presque exclusivement consommés par les classes ouvrières et moyennes, que les cas de délire aigu et furieux, que les cas de *paralysie générale* chez l'homme et chez la femme tendent à accroître... je suis porté à croire que les données de la physiologie expérimentale sont exactes et que les alcools d'industrie exercent sur la santé publique une influence pernicieuse ».

Le directeur médecin en chef de l'Asile des aliénés de Rodez (Aveyron) s'exprime ainsi : « L'abus des spiritueux produit des effets nuisibles au point de vue physique et mental. Le second résultat est en quelque sorte la conséquence du premier. La *paralysie générale* et divers états cérébraux organiques, dont l'alcool est le facteur principal, augmentent de jour en jour ».

Voici enfin l'opinion du directeur médecin en chef de l'Asile des aliénés à Toulouse (Haute-Garonne)... « Nous avions constaté aussi que le nombre des cas de folie dus à l'*alcoolisme* ou à la *paralysie générale* avait suivi une progression ascendante en rapport avec l'augmentation de la consommation de l'alcool... Pendant la période de 25 annése, les cas de *folie alcoolique* et *paralytique* (la paralysie générale reconnaissant le plus souvent l'abus de l'alcool comme cause déterminante) se sont accrus d'une manière sensible, et c'est ainsi qu'en 1878 nous comptions, à l'asile de Braqueville, 61 paralytiques généraux des deux sexes, tandis qu'en 1888 le nombre s'est élevé à 73 ».

Il est évident que, depuis l'apparition du phylloxera en France, les alcools du Nord ont remplacé presque complètement les alcools de vin. Ces derniers, sans être inoffensifs, sont cependant les moins toxiques. Les observations et les expériences sur les animaux ont démontré que les alcools du Nord produisaient l'épilepsie alcoolique comme ils produisent la paralysie générale alcoolique.

Autrefois, dans le Midi, on connaissait peu la paralysie générale, à ce point qu'Esquirol avait annoncé que cette maladie était à peu près inconnue dans les régions méridionales.

A Montpellier, par exemple, sur 132 aliénés traités par le Dr Rech, de 1821 à 1825, il n'y a pas un seul cas de paralysie générale. A Toulouse, M. Delaye en avait observé 1 sur 20.

Enfin, dans un essai historique et statistique sur l'ancienne maison de Marseille (Hospice Saint-Lazare), depuis sa fondation en 1809 jusqu'en 1837, on ne trouve aucune mention de la paralysie générale (Dr Lautard).

Pourtant on ne peut admettre que les excès vénériens, que le surmenage, que la syphilis et les autres causes accusées de pouvoir produire la paralysie générale, n'existassent pas à cette époque au même degré que plus tard. On ne peut vraiment s'empêcher d'invoquer l'absence des alcools d'industrie et des abus des boissons alcooliques comme cause de cette rareté de la paralysie générale. Il nous semble que la vérité est trop évidente pour ne pas en être frappé.

Dans une belle étude sur l'*Accroissement de la folie paralytique* (*Ann. méd. psych.*, 1881, 6), l'auteur, Dr Sauze, écrit les lignes suivantes sur ce sujet : « Il y a quelques années, dans le Var, par exemple, l'usage du vin dans les campagnes était seul connu. Les paysans se réunissaient dans des chambrées où l'on ne consommait que le vin naturel du pays, sans aucune espèce de mélange ni de sophistication. L'usage des liqueurs était complètement inconnu. Mais depuis, dans les plus petits villages se sont ouverts des cafés, des cercles, et l'usage des liqueurs spiritueuses s'est répandu d'une manière déplorable.

Le vin n'est plus consommé qu'aux repas. Dans les villes, la progression est plus considérable encore.

A Marseille, notamment, j'ai connu l'époque où les ouvriers des quais ne consommaient que du vin pour se désaltérer. La race était alors forte et vigoureuse. Mais aujourd'hui les portefaix se sont adonnés à l'usage des boissons alcooliques ; aussi la génération actuelle ne fournit que très peu d'hommes d'une grande vigueur, et, sans l'emploi des engins perfectionnés qui servent à la manipulation de la marchandise, la plupart des ouvriers des ports seraient incapables de soulever et de porter les lourds fardeaux que les anciens remuaient avec tant de facilité.

Aussi fournissent-ils un large contingent à la folie paralytique! Dans le département du Var, la paralysie générale, autrefois inconnue, fait aujourd'hui des ravages considérables, et cette population, presque exclusivement agricole, fournit une proportion de paralytiques presque aussi élevée que les grandes villes».

M. le professeur Mairet aime à répéter, dans ses leçons cliniques que, d'après ses observations personnelles, les paralytiques généraux, admis à l'asile des aliénés à Montpellier, ont considérablement augmenté depuis les ravages du phylloxera. La statistique dudit asile, que nous publions plus haut, corrobore l'idée de notre savant maître.

Ce fait est intéressant à connaître parce qu'on sait, d'autre part, que ce n'est pas au vin naturel, ni aux eaux-de-vie de vin, qu'il faut attribuer les désordres physiques et psychiques connus sous le nom d'alcoolisme, mais bien à peu près uniquement aux alcools d'industrie. Or, ces alcools ont été fabriqués en quantité colossale dans les dernières années. D'après M. Claude (des Vosges), la distillation des alcools de vin et de fruits, les moins toxiques, qui était de 815,000 hectol., de 1840 à 1850, sur un total de 891,500 hect., n'était plus que de 95,681 hectol., en 1885, sur un total de 1,864,451 hect. Le vin seul produisait, en 1876, 545,994 hectol., et en 1885, neuf ans après, 23,240 hectol. Donc, sur le total des alcools consommés annuellement en France, les 5/6 environ sont fournis par les distilleries industrielles. Ces alcools d'industrie ont suppléé au manque de vin dans le Midi de la France, depuis le fléau du phylloxera, et là, comme partout ailleurs, la proportion des cas de folie de cause alcoolique, surtout la paralysie générale, va en raison directe de la consommation de ces alcools.

Nous avons omis à dessein de parler, dans notre exposé général des statistiques, de l'étude du Dr Meilhon sur *la paralysie générale considérée chez les Arabes* (*Ann. méd. psych.* 1891, 13, pag. 384), parce que nous préférons discuter, à part son importance au point de vue de la cause que nous défendons. M. Meilhon constate que pendant trente ans — du 1er janvier 1860 au 31 décembre 1889 — il a eu, sur 489 Arabes admis à l'asile d'Aix, seulement 13 paralytiques généraux, dont deux femmes paraissant pouvoir être considérées comme atteintes de paralysie générale, soit une proportion de 2,61 %, sur la totalité des entrées. Jusqu'en 1877, pas une admission n'a été faite pour cause de paralysie générale. D'après un tableau comparatif, dressé par l'auteur, il paraît que la démence paralytique, coïncide avec une progression croissante dans les cas d'alcoolisme. Sur les 13 paralytiques, cinq fois la cause de la maladie échappe, deux fois l'hérédité est signalée sans en spécifier la nature et *six* fois nous retrouvons des *antécédents alcooliques* ; c'est-à-dire sur les *huit* malades, sur lesquels il a été possible de recueillir des renseignements, *six* s'adonnaient aux boissons alcooliques.

La rareté de la paralysie générale chez les Arabes, comme chez tous les peuples appartenant à la religion mahométane, est due, suivant la juste remarque de M. Meilhon, à leur civilisation basée sur des institutions séculaires, à leur religion dans laquelle on retrouve de préceptes d'hygiène éminemment pratiques et, en particulier, la *prohibition des boissons alcooliques*.

Où chercher la cause qui a provoqué chez les Arabes une maladie à laquelle ils semblent avoir échappé jusqu'en 1877 ? Quel en est le facteur étiologique ?

Sans vouloir exagérer la valeur réelle du fait, nous ne pouvons passer outre, sans retenir l'attention de l'observateur sur les six cas de paralysie générale qui reconnaissent comme facteur étiologique l'*alcool*. Nous ne pouvons certes pas baser une opinion sur une faible statistique comme celle dont nous parlons, et nous n'osons pas conclure que l'alcool est la cause la plus puissante de la paralysie générale chez les Arabes, mais le fait nous semble significatif par lui-même et digne d'être retenu. Il pourra corroborer les autres données qui tendent à démontrer l'action prépondérante et sûre de l'alcool sur l'éclosion de la paralysie générale.

N'est-il pas intéressant à rappeler qu'aux Etats-Unis, le même fait a été observé ? D'après le Dr *Trowbridge* (*The alienist aut neurologist*, 1891, avril), la folie paralytique n'est connue, aux Etats-Unis, que depuis quarante ans. Les 90 cas dont il s'occupe sont la quantité sur 3518 admissions, faites à l'asile de Dawille, proportion bien inférieure à celle de tel asile de New-York où, sur 2,297 hommes, on comptait 284 paralytiques. Des 90 malades en question, il y avait 77 hommes et 13 femmes. Tous les genres de profession y étaient représentés. La cause que le Dr Trowbridge regarde comme *la plus habituelle* est l'*alcoolisme* ; il admet également celle de la syphilis, ainsi que celle de l'hérédité.

Nous prenons acte de cette constatation.

Il n'a pas été question, jusqu'à présent, de la paralysie générale chez la femme. Nous avons, tout de même, attiré l'attention sur le fait que la paralysie générale chez la femme semble marcher à grands pas. Y a-t-il une explication de ce fait ?

M. *Garnier* la trouve dans la position sociale qui a été créée à la femme ouvrière dans ces dernières années.

M. *Stewart* est du même avis. La femme de la classe pauvre, l'ouvrière des usines, la journalière, dans ses habitudes de la vie, dans son régime, dans ses écarts d'hygiène, arrive à copier l'homme de plus en plus près. Elle cherche, la malheureuse, comme l'ouvrier malheureux, l'oubli de ses misères dans la satisfaction du vice alcoolique ; elle boit comme l'homme, elle se «saoûle», elle s'intoxique, et elle traîne dans les asiles sa honte et la honte de l'humanité !....

Nous ne parlons pas ici des prostituées, qui sont exposées à des causes multiples pour réaliser la paralysie générale ; ici, toutes les causes s'y trouvent ; les excès vénériens, l'alcoolisme, la syphilis, le surmenage.

Nous possédons une thèse de M. Nicaulou sur les causes de la paralysie générale (*Statistique de l'asile Saint-Yon* (*Ann. Médic. psych.* 1893 (7). L'auteur, très consciencieux, préfère rester impartial et ne pas tirer de conclusions de son étude, Il veut laisser à chacun le droit d'interpréter à sa guise et croit que :

> Les chercheurs ne savent plus voir
> Que la couleur qui peut leur plaire....

Il admet, de plus, qu'une bonne statistique doit posséder : complète bonne foi de la part du scrutateur, impartialité entre les diverses doctrines émises et défiance extrême de lui-même dans les interprétations. Nous sommes absolument d'accord avec cette opinion et nous citerons, avec d'autant plus de plaisir, les résultats de la statistique de l'Asile de Saint-Yon, qui sont donnés par un esprit net et précis.

Sans rentrer dans les détails de la statistique, nous relevons, sur 101 femmes atteintes de paralysie générale (causes connues), 32 cas où l'alcool joue le rôle de facteur étiologique. En défalquant de ce chiffre 12 cas considérés comme secondaires (l'alcool, pour ces derniers, est associé à d'autres causes : excès vénériens, causes morales, etc...), on reste en face de 20 femmes chez lesquelles aux accès d'alcool est imputable l'étiologie de la méningo-encéphalite.

Les professions de ces malades sont modestes. Ce sont de petites gens qui vivent pauvrement, péniblement, des ouvrières de fabrique, des couturières, des employées à la journée qui, à cause des fatigues quotidiennes qu'elles supportent, éprouvent le besoin de se stimuler par quelques tasses de café toujours fortement alcoolisé.

Nous constatons donc que la proportion de la paralysie générale alcoolique féminine est de 20 °/₀. Ce chiffre est tristement éloquent, et besoin n'est pas de commentaires. Sans enlever la valeur étiologique des autres facteurs accusés d'avoir produit l'éclosion de la paralysie générale chez les femmes, à l'Asile Saint-Yon, nous relevons l'action prépondérante de l'alcool.

Notons, en passant, que les auteurs allemands tels que Kraft-Ebing, Hoffmann, constatent que la paralysie générale est excessivement rare chez les femmes des classes riches. Cette opinion est émise également par Baillarger, Martini, Colowich.

Dès lors, puisque la paralysie générale recrute parmi les femmes ses victimes dans la classe où la misère et le chagrin sont les plus fréquents, ne peut-on admettre, comme pour les hommes, que c'est le même facteur étiologique qui entre eu jeu pour déterminer l'accroissement de la paralysie générale ?

M. Jdanow (*De la paralysie générale chez la femme* (*Ann. médic. psych.*, 1894) considère la syphilis comme le plus puissant facteur étiologique de la paralysie générale chez la femme. Sans opposer une opinion intransigeante à celle émise par le savant aliéniste russe, nous nous permettrons de poser une simple question : est-ce que le nombre des syphilitiques a sensiblement augmenté ces dernières années comme celui des alcooliques, et la syphilis est-elle plus dangereuse aujourd'hui par ses conséquences que ce qu'elle était hier ? Comment expliquer alors cet accroissement de la paralysie générale féminine qui va de pair avec l'accroissement de l'alcoolisme, sinon en disant que ce dernier a sur l'autre une influence considérable.

II. — Expérimentation.

MM. Mairet et Combemale ont envoyé à l'Académie des Sciences une communication, en 1888, des recherches expérimentales qu'ils avaient faites sur l'intoxication chronique par l'alcool. Nous la reproduisons ci-dessous.

«Dans le but d'étudier certains problèmes classiques, relatifs à l'influence exercée par l'alcoolisme chronique sur le système nerveux, nous avons institué une série de recherches expérimentales sur le chien. Ces recherches, qui portent sur différentes espèces de boissons alcooliques, ne sont pas encore suffisamment avancées pour nous permettre de différencier l'action des divers alcools, mais elle le sont assez pour que nous puissions indiquer la marche générale des accidents produits par l'intoxication chronique.

Dans la présente note, nous limitant au *système nerveux* et *système musculaire*, nous tracerons la marche suivie par les accidents dans l'intoxication chronique et nous relaterons les lésions macroscopiques trouvées à l'autopsie, nous réservant de revenir ultérieurement sur les lésions microscopiques.

Disons d'abord : 1° que nous avons choisi comme sujets d'expériences des chiens jeunes, robustes, intelligents, *sans tare aucune*; 2° que l'alcool calculé toujours absolu, était étendu d'environ dix fois son poids d'eau et introduit deux fois par jour dans l'estomac, à l'aide de la sonde œsophagienne; 3° que les doses, d'abord faibles, ont été progressivement augmentées et portées exceptionnellement et passagèrement jusqu'à 8 gram. et 10 gram. par kilogr du poids du corps (la dose moyenne a été de 5 gram. à 6 gram.); 4° que pour séparer les troubles dus à l'intoxication chronique des troubles appartenant à l'ivresse qui suivait chaque prise, nous laissions de temps à autre reposer les animaux pendant plusieurs jours.

Ces points établis, voici ce que nous avons observé :

Du troisième au quatrième mois, les doses étant de 5 gram. à 6 gram., se produisent des modifications du caractère : l'animal devient méchant ou, au contraire et plus souvent, est timide et craintif. Puis, bientôt après, apparaissent des accès de peur, liés intimement à des perversions de l'ouïe et de la vue, ou de ces deux sens à la fois; le moindre bruit impressionne l'animal, et, à certains moments, sans qu'aucun bruit extérieur existe, on le voit dresser l'oreille et prêter l'attention; à la manière de l'halluciné de l'ouïe ; ou bien il voit du regard des objets imaginaires et fait avec sa patte le mouvement d'écarter quelque chose qui passerait devant ses yeux. Effrayé de tout, même de son ombre, il court se cacher dans un coin et n'est pas offensif. A ce moment existe une excitabilité musculaire et tendineuse très marquée, et l'on constate parfois de l'abrutissement et de la lourdeur dans le saut et même dans la marche.

Du cinquième au septième mois, les perversions sensorielles se généralisent et atteignent l'odorat et la sensibilité générale; l'animal flaire de tous côtés et souvent son anus, comme s'il ressentait dans cette région quelque sensation anormale. L'apeurement est considérable, l'abrutissement augmente, et, comme le dément, le chien ramasse avec la patte et la gueule tout ce qu'il rencontre; aussi trouve-t-on à l'autopsie dans l'estomac des débris de cuir, de la paille, des écorces d'arbres, des chiffons, etc. La paralysie se prononce : l'animal a quelque difficulté à soulever son arrière-train pour monter un escalier, il ne peut plus sauter, fléchit sur ses pattes antérieures. Dans un cas, nous avons constaté une chute de la paupière supérieure qui a duré un mois environ. Avec ces troubles paralytiques coexiste de l'ataxie des mouvements : le chien déjette brusquement ses membres en dehors; si on le fait courir après un objet, il dépasse le but, et, lorsqu'il se retourne, on aperçoit nettement les mouvements ataxiques. Parmi les symptômes que nous venons d'indiquer, les uns, l'affaiblissement de l'intelligence et les troubles musculaires, sont persistants et s'aggravent progressivement; les autres, les perversions sensorielles et l'apeurement, ne sont pas continus et reviennent par accès d'une durée de 5 à 6 jours, puis disparaissent quoiqu'on n'interrompe pas l'administration de l'alcool; toutefois l'animal reste toujours craintif. Parmi les troubles paralytiques, il en est qui ne sont pas persistants : ce sont ceux qui indiqueraient une lésion localisée : ainsi la chute de la paupière supérieure n'a duré qu'un mois. Du septième au dixième mois, mêmes accès de peur et mêmes perversions sensorielles que précédemment, accentuation de la démence; les troubles ataxiques et paralytiques deviennent plus intenses et se généralisent à tous les membres; parfois même, les muscles de la tête sont animés de secousses.

Les pupilles, dilatées dès les premiers temps, ont toujours été égales. L'excitabilité musculaire et tendineuse est extrême. A ce moment aussi apparaissent des vertiges et des attaques épileptiformes provoquées par les prises d'alcool. Ainsi un chien se dirige vers un baquet d'eau, lorsque tout à coup il tourne plusieurs fois sur lui-même, oublie son besoin de boire; revient égaré sur ses pas et quelques minutes après retourne boire ; un autre a des attaques épileptiformes généralisées.

Nos chiens ont succombé pour la plupart à des accidents aigus ; l'un d'eux, cependant, a succombé de la manière suivante aux progrès de l'intoxication chronique. En même temps qu'existaient des hallucinations et de l'apeurement, on constatait de l'ataxie de tous les mouvements et des tremblements fibrillaires de tous les muscles en repos ou en activité ; l'animal est haletant et bientôt ne peut plus marcher. Couché sur le ventre, les quatre membres étendus et contracturés, s'il essaye de se relever, il le fait par bonds, sautant à la manière d'une grenouille et retombe lourdement sur le sol ; ces mouvements tiennent de l'ataxie et de la paralysie. Puis les secousses convulsives deviennent continues dans tous les membres. Enfin arrive une première attaque épileptiforme avec cris, convulsions toniques et cloniques, écume à la bouche, trois autres attaques suivent et emportent l'animal. A l'autopsie lorsque l'intoxication est moins avancée, au septième mois par exemple, ce qui frappe particulièrement ce sont : une violente congestion active des membres, des dilatations vasculaires anciennes avec ramollissement parfois de la substance blanche du cerveau et de la substance grise de la moelle épinière, quelques étoiles blanchâtres sur les vaisseaux de la pie-mère, le long interhémisphérique avec un peu de happement de cette membrane au niveau de ces points. A une période plus avancée, au onzième mois, les dilatations vasculaires de la congestion existent comme précédemment, mais l'inflammation de la pie-mère est plus nette et plus diffuse : nous l'avons trouvée dans un cas le long du sillon de Rolando, au niveau des pariétales, des sphénoïdales, sur la scissure sylvienne ; les adhérences avec la substance grise sont plus profondes que précédemment ; en outre, la dure-mère est épaisse en certains points.

En résumé, l'intoxication chronique par l'alcool donne lieu chez le chien à des poussées délirantes, caractérisées plus particulièrement par des idées de peur, avec hallucinations pouvant porter sur divers sens. A ces symptômes qui marquent généralement le début de troubles psychiques, s'ajoutent bientôt de l'affaiblissement intellectuel et des troubles musculaires d'ordre ataxique et paralytique qui débutent par l'arrière-train, ou mieux peut-être qui ont leur maximum au début dans cette région ; et qui se généralisent rapidement comme dans la *paralysie générale*. A l'autopsie, on retrouve les lésions principales qui caractérisent cette dernière maladie : inflammation diffuse méningo-encéphalique et dilatation vasculaire des centres cérébraux. »

*
* *

L'examen des statistiques terminé, la partie de l'expérimentation exposée, il nous semble utile de faire quelques remarques et de conclure.

Si nous avons insisté longuement sur les statistiques, c'est qu'il nous a paru instructif de mettre en lumière la relation qui existe entre l'accroissement de la paralysie générale et celui de l'alcoolisme. Nous aurions hésité à établir notre thèse uniquement sur les statistiques, car celles-ci ne sont pas toujours l'expression rigoureuse de la réalité ! les auteurs ont souvent des préférences, et parfois, malgré eux, ils en laissent l'empreinte.

De plus les statistiques montrent combien on a compliqué la question de l'étiologie de la paralysie générale. Malgré tout, en prenant en considération toutes les fautes, toutes les erreurs commises dans les statistiques, un fait brutal se dresse devant nous : l'accroissement de l'aliénation mentale due la plupart du temps à l'alcoolisme et à la paralysie générale, de plus, nous croyons avoir démontré dans les pages précédentes le parallélisme de l'accroissement de la paralysie générale et de l'alcoolisme.

Tous les auteurs s'accordent sur ce fait, mais il se séparent quand il s'agit d'y voir le rapport de cause à effet. Pour nous, nous pensons, après l'analyse des faits et de l'expérimentation, que l'acool est un puissant agent dans la production de la paralysie générale. Nous ne voyons pas une cause nouvelle surgir pour expliquer son accroissement des trente ou quarante dernières années : le surmenage, les excès vénériens, la syphilis sont restés les mêmes, aucune force n'est venue augmenter leur valeur étiologique.

Ce fait est bien évident si l'on considère un exemple isolé. Dans le Midi, la paralysie générale était à peine mentionnée pendant la première moitié de ce siècle ; pourtant le surmenage, les excès vénériens, ne devaient pas manquer : c'est à eux d'ailleurs qu'on devait la faible proportion des paralytiques généraux. Mais qu'advient-il après l'invasion du phylloxera, lorsque les alcools industriels du Nord remplacent l'alcool de vin et que le débit fait disparaitre le cabaret d'antan ? La paralysie générale fauche en plus grand nombre des victimes et les asiles s'emplissent !!

On a fait cependant remarquer qu'à côté des résultats favorables à cette idée de la connexion de la paralysie générale et de l'alcoolisme, il existe dans la littérature médicale des exemples conduisant à une opinion diamétralement opposée. Au sud de l'Italie, par exemple, l'alcoolisme au sens propre du mot n'existe à peu près pas. Le docteur Roscioli a réuni seulement 126 cas de paralysie générale dans une période de huit ans (1882-1890) (*La paralisia progressiva nell' Italia meridional* — 1891). C'est une proportion de 6, 13 °/₀ sur le nombre total des admissions. Cet exemple constitue-t-il une objection sérieuse à notre théorie de la puissance étiologique de l'alcool dans la paralysie générale ? On l'a dit, nous ne pouvons y souscrire. Cette proportion de 6,13 °/₀ trouve son explication dans les autres causes de la paralysie générale. En effet, en France, la proportion est de 12, 14, 20, 28 °/₀ seulement pour les hommes : dès lors, d'où vient cet accroissement, cette graduation ascendante, sinon de l'alcoolisme de plus en plus développé ? Dans le midi de l'Italie, l'alcoolisme n'existant pas, la proportion des paralytiques généraux est forcément faible, et il s'ensuit qu'il n'y a aucun rapport de cause à effet entre l'alcoolisme et la paralysie générale.

Nous nous garderons bien de nous montrer absolu ; nous considérons la paralysie générale comme une entité morbide, nettement définie, dont l'éclosion est sans doute produite par la syphilis, par l'alcool etc., mais nous pensons que c'est l'alcool à qui l'on doit le plus grand nombre de paralytiques généraux dans ces dernières années.

L'alcool est un aliment et un aliment d'épargne, en ménageant les combustions, en les rendant plus utiles. L'homme qui travaille péniblement, l'ouvrier mal nourri, dont l'hygiène est défectueuse, ont besoin de boissons alcooliques. Pour ce motif, l'alcoolisme et la paralysie générale recrutent leurs victimes au sein des grandes villes parmi les importantes agglomérations humaines. C'est, selon l'expression de M. Garnier, « une maladie du siècle, une folie urbaine ». C'est, comme dit encore le Dr Sauze, la caractéristique pathologique des maladies mentales de notre époque, de même que la folie religieuse fut la caractéristique de l'aliénation du moyen âge.

CHAPITRE III

Etude Clinique.

I. — Observations.

L'alcool peut agir seul ou se joindre à d'autres causes pour produire la paralysie générale.

I. — Dans beaucoup de cas de paralysie générale, on cherche en vain une hérédité mentale, une prédisposition quelconque qui puisse contribuer à l'éclosion : on ne trouve que des excès de boissons invétérés, qu'un alcoolisme chronique, aboutissant à la démence paralytique. C'est dire qu'il y a des cas où l'alcool agit seul pour produire la paralysie générale.

Les observations inédites insérées plus bas concernent des paralytiques généraux alcooliques purs. Aucune tare héréditaire n'a été signalée dans leurs antécédents. Ce sont les boissons alcooliques fortes, absinthe, picon, rhum, vermouth, prises en grande quantité journellement, qui à la longue finissent par amener des lésions organiques du côté de l'encéphale, se traduisant à l'extérieur par des troubles psychiques et somatiques.

Première Observation [1].

(Service de M. le Professeur Mairet).

Alcoolisme chronique. — Traumatisme. — Attaques épileptiformes. — Surexcitation maniaque.— Etat vertigineux.— Perversions sensorielles multiples. — Idées de grandeur, troubles paralytiques généralisés. — Rémission, puis nouveaux excès de boisson et rechute. — Nouvelle rémission se prolongeant depuis six ans.

Le nommé Fo.... Frédéric, cinquante-trois ans, est entré une première fois à l'Asile, dans le service de M. le professeur Cavalier. Voici le certificat rédigé à cette époque à l'entrée du malade, le 20 décembre 1885.

« Fo.... présente incontestablement les signes d'une démence considérable et à tendance progressive. Il s'y joint un délire de persécution d'ailleurs vague et mobile.

» Des symptômes de paralysie existent en outre positivement, mais la détermination de leur nature ne peut être encore précise.

Signé : J. Cavalier.

Les renseignements puisés auprès de la femme du malade permettent d'affirmer que Fo.... a fait des excès de boisson considérables et depuis très longtemps. Pas de syphilis.

A l'âge de 18 ans, il a commencé à faire quelques excès de boisson. Ces excès, peu marqués au début, sont devenus plus considérables depuis quelques années. Gros buveur d'absinthe, il absorbait aussi, chaque jour, de nombreux verres d'eau-de-vie. Dans ces derniers temps, il négligeait beaucoup son travail, auquel il s'était livré jusque-là avec ardeur, et rentrait chez lui, tous les soirs, ivre. Dans ces moments, il était d'une méchanceté extrême.

[1] Thèse de Jaussaud, Montpellier 1893.

Il y a trois mois environ, il fit une chute de voiture, frappa de la tête sur le sol. Immédiatemment après, il aurait eu la langue embarrassée. Quelques jours après, il a une attaque apoplectiforme, suivie d'hémiplégie (côté droit) qui disparaît bientôt.

Depuis ce temps, il a fréquemment des vertiges ; cet état vertigineux l'empêche de sortir.

Puis, sont survenues des idées de persécution. Il prétend qu'on veut se débarrasser de lui par le poison.

La nuit, il ne dort pas, s'agite, se lève et renverse tout dans sa chambre.

C'est alors qu'il entre à l'Asile, et que M. le professeur Cavalier constate un état de démence considérable et progressive, des idées de persécution liées à des perversions sensorielles et des troubles paralytiques.

Juin 1885. Le malade a deux attaques épileptiformes dans la journée du 24.

Les troubles de la motilité sont plus accusés qu'à l'époque de l'entrée du malade. Les pupilles sont inégales, tout le côté gauche du corps est affaibli, tremblements considérables des extrémités. Il y a des troubles de la parole très marqués et une parésie de tout un côté de la face (côté gauche).

L'état vertigineux dont nous avons déjà parlé se maintient, et en 1886 le malade a encore deux attaques épileptiformes et une quatrième attaque au mois de juin.

Au mois de décembre 1886, M. le professeur Mairet formule le certificat suivant :

« Fo.... présente les signes d'une aliénation mentale se traduisant plus particulièrement par de la démence, et des troubles paralytiques généralisés. Cette aliénation mentale, qui se lie à une lésion organique du cerveau, d'origine alcoolique, a présenté à certains moments des poussées aiguës pendant lesquelles se produisent des attaques épileptiformes, un délire principalement caractérisé par des idées de grandeur et de persécution, et des hallucinations de différents sens; le délire s'accompagne d'agitation et d'irritabilité.

» *Signé* : MAIRET. »

Peu à peu, et sous l'influence du traitement, tous ces troubles s'amendèrent, et M. Mairet put rendre le malade à la liberté par le certificat suivant :

» Fo.... est entré à l'Asile le 19 décembre 1885, présentant les signes d'une aliénation mentale principalement caractérisée par un délire hallucinatoire, de la démence et des troubles paralytiques s'accompagnant d'attaques épileptiformes.

» Ces différents phénomènes se liaient à des lésions du cerveau de nature alcoolique. Les idées délirantes revenaient au début par poussées aiguës. Sous l'influence de traitement, ces poussées se sont progressivement atténuées et ont même disparu depuis quelque temps; il en est de même des attaques épileptiformes; l'intelligence elle-même a repris beaucoup de sa netteté, et la démence, si apparente au début, est actuellement peu marquée; enfin les troubles paralytiques eux-mêmes, tout en persistant encore très nettement, se sont atténués. Bref, une amélioration importante s'est produite dans l'ensemble des manifestations qui traduisaient à l'extérieur l'aliénation mentale de Fo..... Malheureusement, la persistance des troubles paralytiques et d'un certain degré d'affaiblissement intellectuel prouve que les lésions cérébrales qui tenaient ces manifestations sous leur dépendance n'ont pas complètement disparu.

« De nouvelles poussées aiguës sont donc à prévoir, et ces poussées reviendront d'autant moins sûrement et d'autant moins vite que Fo... sera placé dans de meilleures conditions de milieu ».

Ce qui était prévu arriva : Fo... retourna à ses excès alcooliques et dut être réintégré au bout de deux mois.

Juin 1887. — A ce moment, le malade est vivement surexcité ; il récrimine, accuse le médecin de se livrer sur lui à des expériences électriques qui lui procurent des fourmillements dans les bras, dans les jambes, etc.

Il se plaint aussi de douleurs viscérales occasionnées par une machine qu'il aurait dans le ventre.

On lui fait boire de l'alcool dénaturé.

En même temps, il a des illusions et des hallucinations de la vue ; il voit tout à coup se transformer et disparaître les objets ou les personnages qui sont devant lui ; il croit voir des éclairs et des objets brillants. L'ouïe est également atteinte, mais à un plus faible degré.

L'intelligence est affaiblie dans son fond, mais on ne remarque pas cette niaiserie du délire qui caractérise le paralytique classique.

L'atteinte à la motilité se traduit par de l'inégalité pupillaire, de la paresse d'un côté du corps et de la face, de l'hyperexcitabilité musculaire et tendineuse, du tremblement de la langue et des doigts, et du nasonnement pendant la phonation.

La sensibilité cutanée est diminuée aux extrémités des membres, dans les points qui correspondent aux sensations de brûlure et de picotement accusées par le malade.

Cet état reste stationnaire pendant quelques mois, puis une amélioration se produit, qui persiste depuis plusieurs années.

En mars 1893, voici ce que l'on constate :

Dans les premiers temps de son second séjour, cet homme attribuait à l'électricité les sensations particulières qu'il éprouvait au niveau des membres. Depuis cinq mois environ, ces sensations ont à peu près disparu, et Fo... se demande si c'est bien à l'électricité qu'il fallait les attribuer.

A certains moments, Fo... devient plus surexcité et demande sa sortie.

Dans l'intervalle de ces accès, le malade est relativement calme, mais toujours facilement surexcitable.

Il ne juge pas sérieusement sa situation, surtout en ce qui concerne les causes de sa maladie. L'intelligence est affaiblie dans son fond ; cependant cet affaiblissement est peu apparent et bien moins considérable qu'à l'époque de son premier séjour.

Il ne se plaint plus d'aucune douleur, les sensations de picotement ont disparu ; il ne se plaint plus de secousse nulle part. Dans les mouvements des membres supérieurs et inférieurs, on ne retrouve pas de traces bien nettes de troubles paralytiques. Ce qu'on remarque, c'est de la brusquerie dans les mouvements ; la démarche se fait vivement et brusquement, comme s'il y avait du spasme musculaire.

Les extrémités étendues sont animées de mouvements réels, mais faibles.

Le malade peut aussi bien se tenir debout sur la jambe droite que sur la jambe gauche, mais il a quelque peine à prendre son équilibre.

Les troubles de l'articulation des mots sont les plus nets et sont constitués surtout par du nasonnement et un peu de difficulté dans l'attaque.

La commissure labiale est entraînée à droite ; quand le malade ouvre la bouche, on voit les muscles zygomatiques et orbiculaires des lèvres animés de tremblements. Les pupilles sont sensibles à la lumière et à l'accommodation.

Examen ophtalmologique. — *OD.* : papille pâle, vaisseaux grêles ; *OG.* : staphylome supéro-interne léger, taie de la cornée, myopie, papille un peu pâle.

La force musculaire est revenue dans les bras et dans les jambes ; le malade s'occupe journellement et sans fatigue à cirer diverses pièces de l'établissement.

Quand on fait marcher le malade tout nu, on constate un

enraidissement généralisé ; les membres inférieurs sont soulevés en un mouvement de steppage.

Il existe de l'hyperesthésie au niveau des malléoles, précisément aux points où l'on avait constaté autrefois de l'anesthésie. Le malade ne localise pas très exactement les diverses sensations de piqûre.

Hyperexcitabilité tendineuse et musculaire énorme.

Examen des organes. — *Cœur* : dureté de premier bruit au niveau de l'orifice mitral, claquement de deuxième bruit au niveau de l'orifice aortique.

Artères : un peu d'artério-sclérose.

Foie : plutôt augmenté de volume que diminué.

Rien à la rate ; rien aux poumons.

En somme, une rémission très considérable s'est produite, et actuellement, si le malade pouvait être placé dans un milieu qui lui permît de ne pas recommencer ses excès de boisson, il est probable qu'il pourrait parfaitement vivre au dehors pendant de longues années encore.

Actuellement (en 1897), Fo... est à l'Asile, la rémission se maintient et les symptômes ont diminué, somme toute, d'intensité.

Observation II.

(Service de M. le Professeur Mairet).

Alcoolisme chronique. — Paralysie générale. — Rémission maintenue.

B..., 42 ans, entré à l'asile le 29 juin 1893.

Antécédents héréditaires : Négatifs ; maladie cardiaque chez le père. Cousin germain fils du frère de son père aliéné (maniaque congestif).

Prédisposition : Négative.

Causes. Alcoolisme, cinq sous de tabac par jour.

Début par dépression intellectuelle, se croit perdu, se sent fatigué, perd la mémoire. Cette faiblesse augmente à tel point qu'il ne peut pas marcher. Présente ensuite de la surexcitation, des idées de grandeur qui disparaissent. Cet état dure ainsi deux à trois ans, puis, au bout de ce temps, il devient triste et brusquement éclatent des idées très nettes de richesse et de grandeur. Etat parétique du côté droit. Tremblements de la langue.

Au bout d'une dizaine de jours, le délire disparaît complètement. Le malade se rend compte qu'il a été aliéné, seulement la mémoire reste atteinte. La langue tremble. Les extrémités étendues tremblent encore et la pupille droite réagit beaucoup moins à la lumière que la gauche.

C'est dans cet état de rémission qu'il sort.

Il reste deux mois dehors, mais, ayant recommencé à courir les cafés et à fumer, au bout de quelques jours, son caractère change, devient jaloux de sa femme, fait des achats, a des projets grandioses, puis l'agitation apparaît, casse, brise, menace jour et nuit, est excité génésiquement et les idées de grandeur se précisent davantage.

C'est dans cet état qu'il est ramené à l'asile (30 nov. 1895). Il est Carnot, Guillaume, tout lui appartient. Il a des milliards, des trillards. Est Jésus-Christ. A des hallucinations de la vue, voit des chats, des chameaux, des loups, voit des flammes, craint qu'on l'empoisonne. Tremblements des extrémités étendus. Pupille droite plus dilatée que la gauche. Affaissement général des traits ; ânonnement, bredouillement prédominant. Troubles parétiques de la marche se produisant nettement au moment où il se retourne : raideur dans les jambes droites ; hyperesthésie au niveau des jambes. Exagération des réflexes.

Donc 1° Début par idées de tristesse, puis surviennent des idées de grandeur ;

2° Etat : délire de grandeur. Troubles paralytiques des jambes;

3° Rémission de deux mois ;

4° Délire de grandeur, hallucinations, troubles parétiques généralisés (langue, extrémités, etc.).

Trois mois après, il est dans le même état ; puis aggravation considérable : paralysie plus marquée, délire plus intense, démence, agitation considérables ; il ramasse tout ce qu'il trouve pour faire des cigarettes, va jusqu'à mouiller la literie. La nuit ne dort pas (février 1894).

Mars, avril, mai 1894. Atténuation dans l'agitation, qui revient seulement par accès, surtout dans le courant de la nuit. Les autres troubles restent les mêmes, sauf la démence, qui est moins marquée que précédemment.

Pendant juin et juillet, le même état persiste, mais il reste d'une manière générale, indiscipliné, voleur, et a un besoin de fumer qui lui fait ramasser toutes les feuilles qu'il rencontre et fouille les poches des autres malades, ce qui est le point de départ de querelles et de coups.

A partir du mois d'octobre, le calme se produit et s'accentue assez vite. L'intelligence, tout en restant atteinte dans son fond, reprend une notable tonicité et la paralysie elle-même s'atténue. Au mois de mai 1895, le délire avait totalement disparu.

B... se moque lui-même de ses idées délirantes, mais l'intelligence restait atteinte, la mémoire des choses était diminuée et des troubles paralytiques très nets restaient encore du côté de l'articulation des mots et du côté droit du corps.

Pendant un an encore, l'amélioration ne fait que se confirmer. Les troubles parétiques s'atténuent encore tout en restant très nets du côté de l'articulation des mots, et, en février 1896, on ne constatait plus que quelques troubles dans l'articulation des mots et une légère démence.

C'est dans cet état que B... est sorti ; les renseignements que nous avons pu avoir sur lui nous apprennent que cet état se maintient.

Observation III (Résumée).

(Service de M. le Professeur Mairet).

Alcoolisme chronique. — Paralysie généralisée. — Mort.

M... (Pierre), 51 ans, cultivateur, entre dans le service de M. le professeur Mairet, le 28 juillet 1890.

Antécédents héréditaires : Négatifs.

Prédisposition : Intelligent, caractère poli et tranquille.

Pleurésie à l'âge de 22 ans, dont il ne s'est jamais relevé. Il en a conservé un épanchement continuel.

A 36 ans il eut la dysenterie.

Excès de boissons alcooliques : En 1878-79-80-81, il a contracté des habitudes de boisson, dont il a eu de la peine à se défaire. Peut-être même buvait-il en cachette dans ces derniers temps.

A 50 ans, perte d'argent, chagrins.

A 51 ans, loquacité, vagabondage, casse et brise tout, menaçant ; frappe, plusieurs scènes de violence. Il est député, sénateur. Entre à l'asile avec le diagnostic : paralysie généralisée alcoolique.

Les idées de grandeur sont très nettes, mais ce qui frappe surtout dans cette paralysie généralisée, ce sont les perversions sensorielles de la vue et de la sensibilité générale, revenant par accès. Il voit le bon Dieu, des fleurs, de la fumée qui va l'étouffer. Sent une seconde tête au-dessus de la sienne. Croit que les bêtes lui courent sur le corps. Voit des jeunes filles qui deviennent petites comme des fourmis avec des yeux brillants.

Meurt d'une fluxion de poitrine, 16 mois après l'entrée.

Observation IV (Résumée).

(Service de M. le Professeur MAIRET).

Alcoolisme chronique. — Paralysie générale. — Mort par des attaques épileptiformes répétées.

R... François, 48 ans, soutireur, entre, dans le service de M. le professeur Mairet, le 25 juin 1887.

Antécédents héréditaires négatifs.

Prédisposition. Assez intelligent. Bon ouvrier. Econome et doux. Pas de maladies physiques.

Excès alcooliques, exposé en outre aux vapeurs alcooliques par suite de son métier de soutireur:

Il a eu à 43 ans, un vertige apoplectique suivi d'un égarement d'une heure. A 46 ans, nouveau vertige. A 47 ans 3 mois, il reçoit un violent coup sur la tête avec étourdissement et chute, mais sans troubles consécutifs. A 47 ans et 1/2, trois ou quatre attaques pendant la nuit avec paralysie et délire consécutifs. Divague, saute, court la nuit. Idées de grandeur et de richesse. Violence et brutalité.

Entre à l'asile avec le diagnostic de démence paralytique de nature très probablement alcoolique: Pas d'idées délirantes bien marquées, mais idées de grandeur facilement provoquées. Ignore où il est et depuis quand. Regard atone. Arborisation des pommettes. Anonnement, nasonnement et parole saccadée. Pupille gauche dilatée. Chute de la paupière supérieure gauche. Affaissement des traits de la face du côté gauche. Pas de tremblements des doigts étendus. Serre par secousses. Marche lourde. La sensibilité est conservée: Hyperexcitabilité musculaire et excitabilité tendineuse. Contracture musculaire au moindre choc. Mouvements vermiculaires des muscles de la cuisse rompant l'immobilité du membre.

Les mouvements volontaires sont brusques,et pendant la contraction, on observe des frémissements résultant des contractions intempestives insuffisants pour dévier le membre de la direction voulue et perceptibles à la main. Après un mouvement voulu, le membre, la jambe, par exemple, ne revient pas à l'immobilité immédiate, mais de par ces contractions intempestives continue à s'agiter dans un petit espace.

Le malade est indiscipliné, il veut s'en aller, veut se battre. Menace les gardiens, irritable et méchant. Relâchement des sphincters. A des accès d'agitation pendant la nuit, tripote d'un lit à l'autre. Augmentation progressive des troubles paralytiques et huit mois après son entrée, succombe à des attaques épileptiformes répétées.

A l'autopsie, épaississement généralisé de la dure-mère. Adhérences intimes de la dure-mère et de la pie-mère tout le long de la faux du cerveau. Aspect colloïde de la pie-mère. Inflammation le long des vaisseaux sylviens. Suffusions sanguines sur toute la surface du cerveau. Pas d'athérome. Adhérences multiples entre la pie-mère et la substance grise: Dilatation vasculaire de la substance grise et la substance blanche.

Observation V (Résumée).

(Service de M. le Professeur Mairet).

Alcoolisme chronique. — Paralysie générale. — Mort.

G... (Auguste), 39 ans, cordonnier, entre dans le service de M. le professeur Mairet, le 28 août 1887.

Antécédents paternels et maternels négatifs. On ne connaît pas les aïeuls.

Antécédents personnels. — A 10 ans une fièvre intermittente. Caractère vif. Intelligent, faisant vite et bien son travail.

Excès alcooliques (bitter, absinthe, cognac).

A 38 ans, mutisme : il faut lui arracher les paroles. Ne travaille plus bien. A 38 ans 2 mois, éblouissement, et 8 jours après, attaque, congestive avec paralysie de la langue et du bras droit. La paralysie du bras droit s'améliore assez vite. Le médecin qui le soigne porte le diagnostic de paralysie générale.

A 38 ans 9 mois, les idées de grandeur apparaissent. Il est président de la République sociale ; très irritable. Il guillotinera son propriétaire, qui l'a mis à la porte. Insomnie.

Entre à l'Asile à 39 ans, avec le diagnostic : paralysie généralisée de nature alcoolique.

Les causes de cette paralysie générale sont reconnues les excès alcooliques et comme cause occasionnelle les émotions morales. Surexcitation intellectuelle, dissimulant mal la démence. Tremblements de la langue. Nasonnement, un peu d'affaissements des traits à droite. Pupilles égales, affaissement le tout le corps. Marche lourde, se tient moins bien sur sa jambe droite. Force diminuée à droite. Arborisation des pommettes. Hyperexcitabilité musculaire. Abolition des réflexes rotuliens du poignet.

Deux mois après l'entrée, vertige suivi d'agitation, d'égarement et d'une parésie assez nette de tout le côté droit du corps, surtout marquée au niveau du bras droit. Un peu de fièvre. Crie continuellement. Peu après, il peut se lever, mais la paralysie est plus marquée à droite qu'à gauche. Douleurs très vives au niveau de la tempe droite, s'irradiant à tout le côté gauche du corps. Emotivité. Dilatation pupillaire gauche. Excitabilité tendineuse abolie ; excitabilité musculaire exagérée.

La paralysie marche rapidement. Aphasie passagère. Raideur du membre inférieur droit ; steppage pendant la marche.

Meurt de congestion pulmonaire, 2 ans et 2 mois après son entrée à l'Asile.

Observation VI.

(Service de M. le Professeur Mairet).

Alcoolisme chronique. — Paralysie générale. — Mort.

G... (Jean), 43 ans, cordonnier, entre dans le service de M. le professeur Mairet, le 19 avril 1887.

Antécédents personnels négatifs : Père mort à 70 ans, mère morte à 90 ans, à la suite d'une fracture.

Prédisposition incomplètement connue. Peu instruit. Bon caractère, sensibilité anormale.

Antécédents personnels : Excès considérables des boissons, surtout d'absinthe, depuis l'âge de 16 ans. Sa femme affirme qu'en fait d'excès on ne fera jamais autant que lui. A 41 ans et demi, congestion cérébrale avec paralysie durant 2 heures au plus ; quatre congestions semblables dans l'espace de 18 mois.

A 42 ans, 10 mois, présente du bégaiement et à 43 ans, un accès de folie furieuse : il casse et brise tout, frappe sa femme, veut contraindre un passant à lui donner sa montre. A des hallucinations de la vue durant lesquelles il voit des personnes qui lui parlent. Il est riche, possède des millions, des chevaux, des diamants ; il a gagné toute l'Europe.

Il rentre à l'asile 15 jours après ce premier accès, qui caractérise le début. On porte le diagnostic.

Certificat. — Idées de grandeur, démence, troubles paralitiques généralisés, paraissant se rattacher à une lésion organique du cerveau, à la réalisation de laquelle l'alcoolisme semble avoir joué le rôle capital.

(*Signé*) Mairet.

L'intelligence est atteinte ; il ne se rend pas compte du milieu où il se trouve. Les troubles de la parole sont caractérisés par le bégaiement, le nasonnement et le psalmodiement. Tremblement des lèvres. Ecartement très marqué de la base de sustentation, par suite il oscille sur lui-même. Le moindre choc le fait tomber, défaut d'équilibre. Légère prédominance de la paralysie à droite. La sensibilité est conservée. Légère hyperesthésie. Hyperexcitabilité musculaire très marquée. Pas de réflexes rotuliens. Les différents organes sont normaux.

Ce qui domine, c'est l'agitation, surtout marquée dans le courant de la nuit.

Jusqu'au mois de juin 1889, la maladie de G... suit une marche progressive très lente. Cette maladie offrait ceci de particulier dans son expression :

1° Irritabilité et méchanceté tenant *a*) aux idées de grandeur ; tout ce qu'il voyait lui appartenait, si on lui résistait, il frappait ; *b*) irritabilité — frappe à la moindre contrariété.

2° Troubles dans l'articulation des mots, dans lesquels l'ataxie joue un aussi grand rôle que la paralysie.

3° Enraidissement dans les muscles et tremblements.

4° Accès d'agitation fréquents, surtout pendant la nuit.

Au mois de juin 1889, on s'aperçut qu'il avait des vertiges, pendant lesquels il tombait sur le côté gauche et ne cessait pas de crier. A certains moments, ces vertiges avaient quelque chose de procursif. Le malade faisait des courses, continuait à crier et à parler, et on avait le temps de l'arrêter et de le faire asseoir. — Ces vertiges étaient fréquents, revenant à peu près tous les soirs. Il eut en outre de fortes attaques de paralysie du côté droit : aux mois de juin et d'octobre.

Il a succombé à une pneumonie suppurée et à un anévrysme de l'aorte.

II. — Dans d'autres cas les malades ont une hérédité quelconque dans leurs antécédents: il s'agit d'une hérédité vésanique, rarement congestive, ou similaire. Très souvent ce sont des individus, avec une prédisposition cérébrale, qui, sous l'influence des excès de boisson, réalisent un état particulier pareil à la paralysie générale comme nous le verrons plus tard. Dans ces cas l'alcool agit en cause occasionnelle, influant sur le terrain déjà préparé et produisant la paralysie générale en lui impreignant son cachet.

Observation VII (Résumée).

(Service de M. le Professeur Mairet).

Alcoolisme chronique. — Paralysie générale. — Mort.

B... (Claude), 44 ans, entre à l'hôpital pour la première fois le 14 avril 1885.

Antécédents héréditaires. — Paternels : grand-père rhumatisant, grand-mère morte à 90 ans, père rhumatisant.

Maternels : Grand-père rhumatisant; la mère a eu plusieurs érysipèles, cardiaque ; sœur morte subitement pendant une grossesse.

Pas de renseignements sur sa *prédisposition.*

Excès considérables d'alcool (vin blanc et vermouth).

A 33 ans, accès d'alcoolisme aigu, visions terrifiantes. Durée de 2 mois. A partir de ce moment, affaiblissement progressif de l'intelligence ; puis idées de grandeur, a des millions, il est préfet; en même temps idées d'empoisonnement; colères irritantes.

Entré à l'asile à 44 ans : Démence avec prédominance d'idées de persécution et troubles paralytiformes.

Aux idées de persécution s'ajoutent des idées de grandeur. Il est Dieu, a créé tout le monde. A dans son corps des richesses immenses. Dilatation pupillaire à gauche, paralysie faciale à gauche. La pointe de la langue est entraînée à droite et tremblotante.

Etat parétique généralisé. Force musculaire conservée sans secousses. Abolition du réflexe rotulien. Excitabilité musculaire exagérée.

Athéromasie. Egoïsme, irritabilité considérable.

Plus tard, tremblements des extrémités supérieures.

Nasonnement. Tremblotements de la parole.

Les mouvements ont quelque chose d'ataxiforme.

Les membres sont projetés, dépassant le but.

Disproportion de la démence et du délire de grandeur.

Il meurt de pneumonie le 20 janvier 1890.

Observation VIII (Résumée).

(Service de M. le Professeur Mairet).

Alcoolisme chronique.— Paralysie générale. — Remission depuis 6 ans.

D... (Florian), 33 ans, entré à l'asile le 30 octobre 1870.

Antécédents héréditaires. — Paternels négatifs ; mère asthme (arthritisme).

Prédisposition, intelligent, peu communicatif ; à 23 ans, douleurs rhumatoïdes ; à 28 ans, rhumatisme articulaire aigu.

Excès alcooliques : absinthe et picon.

A 31 ans 1/2, il a eu un accès de *délirium tremems* avec hallucination de la vue : voit le soleil lui tomber sur la tête. Une mouche devient un monstre effrayant. Apeurement. Disparition. Au bout de quelques jours, seconde attaque de rhumatisme articulaire. Celle-ci dure 40 jours. Consécutivement, atteinte de la mémoire, oubli des mots et troubles paralytiques. Ecriture difficile. Troubles dans la parole. Marche difficile. Vertiges.

A 32 ans 1/2, agitation maniaque. Prend des objets, les transporte d'un endroit à l'autre sans raison.

A 33 ans, il a eu un nouvel accès de *délirium* : hallucinations de la vue, apeurement, irritabilité.

D... entre à l'asile, où on porte le diagnostic: Paralysie générale alcoolique. Nasonnement. Déviation de la langue. Tremblotements de la langue. Commissure labiale plus attirée à gauche qu'à droite.

Force conservée. Hallucinations terrifiantes de la vue. Irritabilité. Ecriture tremblée. Tremblements des extrémités étendues et de la langue. Marche difficile. Perversions de la sensibilité générale. Electricité de la vue. Un peu de démence.

Sort de l'asile 10 mois 1/2 après son entrée.

Certificat. — Atteint de paralysie générale alcoolique. A subi une réelle et importante amélioration. Elle était telle que nous fîmes quelques jours après le certificat suivant « Est actuellement dans un état d'esprit qui lui permet de reprendre ses fonctions ».

Cet homme, sorti depuis le 13 septembre 1891, est resté complètement guéri. Il occupe son ancienne situation ; a un enfant de 1 mois bien portant.

Observation IX (Résumée).

(Service de M. le Professeur MAIRET).

Alcoolisme chronique. — Paralysie générale. — Deux rémissions. — Rechutes et mort.

M... Claudon, 47 ans, entre, à l'asile, le 8 avril 1890.

Antécédents héréditaires : père bien portant, âgé de 79 ans ; mère morte probablement d'une maladie de cœur.

Prédisposition. Très original étant jeune.

Depuis l'âge de 18 ans, *excès de boissons* (vermouth et bière, fumait beaucoup).

A 45 ans, douleurs de tête très intenses surtout au niveau de la nuque, consécutivement à des revers de fortune, Ensuite, de nouveaux revers, congestion cérébrale à l'âge de 46 ans. A 46 ans un mois, crise de folie. Achats considérables. Durée dix-huit jours. Grande amélioration consécutive. A 47 ans, nouvelle crise, se croit très riche, achète des choses chères et inutiles, envoie des dépêches à chaque instant, veut fabriquer une liqueur remarquable ; fait des mélanges d'huile et de vin dont il veut porter l'échantillon à ses clients.

Entre à l'asile quelques jours après. Il est docteur ès lettres, ami de Gambetta. A de grandes propriétés, quatre millions de fortune, est propriétaire d'un grand nombre d'établissements.

Incohérence dans les idées. Agitation, stase sanguine au niveau des pommettes. Traits flasques. Nasonnement. Tremblotement de la langue. Tremblements verticaux des extrémités étendues. A de la peine à se maintenir sur une jambe. Hyperexcitabilité musculaire.

Peu d'exagération des réflexes. Diminution des forces des deux côtés, un peu plus à droite qu'à gauche. Sensibilité conservée. L'agitation dissimule mal la démence.

Au bout de un mois et demi, devient plus calme. Une rémission se produit. L'intelligence est assez bien conservée. Fatigue dans le courant de la journée. Troubles légers dans l'articulation des mots. Relâchement des traits. Tremblement de la langue. Se tient mieux sur une jambe, mais en tremblotant. Force conservée mais serre par saccades et en tremblant. Tremblements verticaux des extrémités étendues. Les idées de grandeur et de richesse ont diminué d'intensité, mais sans disparaître complètement.

Cette rémission dure deux mois environ, puis surviennent deux fortes attaques: Consécutivement, agitation avec égarement.

Toujours très irritable, s'emporte. Les idées de grandeur se précisent de nouveau.

De nouvelles attaques se produisent qui le laissent affaissé, égaré, incohérent. A des hallucinations de l'ouïe, entend une femme, crie à l'assassin. De nouvelles attaques. Puis égarement considérable, répète constamment certains mots, bredouille, ne peut lire aucun mot dans un journal.

La paralysie et la démence font du progrès et finissent par enlever le malade:

III. — Dans un troisième groupe, nous plaçons les cas où l'hérédité, s'il y en a eu, est demeurée inconnue, cas dans lesquels l'alcoolisme apparaît comme ayant produit à lui seul la paralysie générale.

Observation X.

(Service de M. le Professeur Mairet).

Alcoolisme chronique. — Paralysie générale. — Mort.

B... Jules-Amédée, 44 ans, ex-limonadier, entre, à l'asile, le 6 mars 1890.

Antécédents héréditaires peu connus. Père mort d'une attaque. Mère 72 ans, bien portante.

Prédisposition. Intelligent. Caractère vif, violent à la moindre contrariété.

Excès de boissons, absinthe ; excès de femmes.

A 32 ans, violentes névralgies frontales, douleurs très vives dans le pied droit, remontant jusqu'à mi-cuisse sous forme d'éclairs. Ces douleurs, venant principalement le matin, duraient longtemps, lui arrachaient des cris.

A 37 ans, devient sombre, dur d'oreille, frappe du talon en marchant ; se sent très fatigué en certains moments.

Crise gastrique à 40 ans, crampes d'estomac avec vomissements, diminution de l'appétit et tremblements des mains.

A partir de ce moment, devient plus sombre, les douleurs sont plus fréquentes.

A 43 ans, parle beaucoup, change à tout instant de sujet et sans savoir ce qu'il dit se mêle à toute conversation. Attaque. Paralysie du bras et de la face droite. Langue déviée du côté paralysé ; demeure deux jours sans parler et pendant assez longtemps bredouille.

Au bout de cinq à six jours, marche, se penchant à droite. Le bras demeure un peu plus longtemps paralysé que la langue ; il conserve, dans ce bras, une gêne avec douleur lorsqu'il le meut. En même temps devient plus sombre, perd complètement la mémoire, qui ne revient qu'au bout d'un mois et demi.

Pleure sans motif, a la vue trouble, devient complètement sourd avec bruissement, piaulements, roulements qui lui faisaient dire qu'il avait tous les orgues dans la tête.

Une deuxième attaque survient à 43 ans 1/2, avec chute lente en s'inclinant sur le côté gauche. Dès ce moment, hallucinations de la vue et de l'ouïe. Voit et entend des voleurs qu'il veut attraper ; court vers la fenêtre, sous son lit, a des milliards. Il lui tombe un gros héritage, aura un grand établissement, se plaint des jambes.

Il reste ainsi un mois ; alors, la mémoire devient plus atteinte, pleure et rit sans motif, a des accès de méchanceté.

A 43 ans 10 mois, troisième attaque, avec perte de la parole et dépression, suivie d'un violent accès d'agitation, avec hallucinations de la vue et de l'ouïe, refuse de manger ; on veut le tuer, veut s'en aller ; menace de tuer son fils, qui lui a fait des sottises ; se lève dans la nuit ; se plaint beaucoup de la tête. La surdité est absolue.

Il rentre à l'asile à 44 ans, avec le diagnostic : paralysie générale alcoolique. La surdité empêche de communiquer avec lui.

Ne sait où il est, erre dans la cour; s'assied ou dort une partie de la journée. Ne se rappelle rien. Urine là où il se trouve. La langue tremblote avec déviation légère de la pointe à droite. Pupille gauche plus dilatée que sa congénère. Marche lente, traîne un peu sur la jambe gauche. Force musculaire assez bien conservée. Sensibilité conservée. Hyperexcitabilité musculaire et tendineuse; la moindre percussion fait réagir les muscles. Pouls petit, dépressible. A l'auscultation du cœur : léger bruit de souffle au deuxième temps. Rien à la poitrine.

Trois mois après l'entrée, malaise, la maladie fait des progrès, il tombe facilement, même état d'agitation et d'égarement, revenant surtout par intervalles. Déchire ses oreillers, ses draps. Hématome. Par périodes, pleurnichements avec apeurement; crie au secours, appelle sa femme, sa mère, se plaint de douleurs.

Huit mois et demi après l'entrée, violente attaque avec perte de connaissance et mort moins de vingt-quatre heures après.

Observation XI (Résumée).

(Service de M. le Professeur Mairet).

Alcoolisme chronique. — Paralysie générale. — Mort.

F... (Joseph), 47 ans, ex facteur des postes, entre à l'asile le 15 septembre 1880.

Antécédents héréditaires. — Inconnus.

Prédisposition. — Pas de renseignements.

Excès considérables d'absinthe et de femmes.

A 47 ans, agitation, idées de grandeur et de richesse. Pas d'hallucinations notées.

Il rentre à l'asile avec le diagnostic : paralysie générale. Il est plusieurs fois millionnaire, colonel, général. Dérobe ce qu'il peut. Trois mois et demi après l'entrée, vertige et attaque épileptiforme chaque demi-heure pendant quatre jours. Consécutivement, augmentation de la paralysie et l'état reste stationnaire.

On le retrouve tel sept ans après l'entrée. Excitation, irritabilité. La moindre contrariété le met hors de lui. Est maréchal de France, cousin de Napoléon III. Vivacité du regard. Physionomie animée, ne ressemble pas à celle du paralytique. Stase sanguine au niveau des pommettes. Parole nasonnée. Tremblements rapides de la langue, mâchonnement. Abaissement de la commissure labiale gauche. Urine et salit sous lui. Tremblements très marqués lorsqu'il est agité. Excitabilité musculaire et tendineuse. Sensibilité conservée. Marche lente, lourde.

Ecartement de la base de sustentation, penchée un peu à droite.

Onze ans après l'entrée, est encore dans le même état. Les vertiges du début ne se sont pas reproduits.

Meurt dans le marasme paralytique.

A l'autopsie : Inflammation de la dure-mère avec pachyméningite, adhérences de différents points de la pie-mère au cerveau.

Observation XII (Résumée).

(Service de M. le Professeur Mairet).

Alcoolisme chronique. — Paralysie généralisée. — Rémission.

K...; 47 ans, entre à l'asile le 4 septembre 1877.

Pas de renseignements *héréditaires.*

Pas de renseignements sur la *prédisposition.*

Excès considérables et longtemps continués de boissons fortes. Début de l'aliénation mentale par l'affaissement. L'intelligence paraît complètement abolie. Altération importante de la sensibilité et de la motilité, révélant les caractères d'une paralysie généralisée. Amélioration lentement progressive; idées de persécution, d'empoisonnement ; irritabilité très marquée ; amélioration et rémission, avec persistance d'emportement, certaine incoordination dans l'articulation des mots.

Rémission très considérable en 1878.

II. — Action de l'Alcool sur le Cerveau.

Avant d'entrer dans la description de la paralysie générale alcoolique, avant d'en tracer le tableau clinique, il nous semble nécessaire de dire quelques mots sur les différents degrés d'imprégnation de la cellule cérébrale par l'alcool et les lésions qui s'en suivent.

Lorsque l'alcool a pendant longtemps imprégné la cellule cérébrale, il produit des lésions tout à fait semblables à celles que produit la paralysie générale. Les expériences sur les animaux (MM. Mairet et Combemale, Magnan, Krémiansky, Paul Ruge) ont nettement démontré cette action de l'alcool.

Mais l'alcoolisme ne produit pas toujours ces lésions et le degré de l'imprégnation de la cellule cérébrale est tel parfois que, sans lésions organiques, l'alcool conduit à un état très voisin de la paralysie générale et difficile à diagnostiquer. Nous avons vu à maintes reprises des malades alcooliques invétérés qui entraient à l'Asile à la suite d'un accès de *delirium tremens* ou d'une agitation maniaque de nature alcoolique. Ils présentaient en même temps tous les symptômes de la paralysie générale : délire de grandeur, démence et troubles paralytiques plus ou moins généralisés ; mais au bout de quelques jours, les symptômes s'amendaient, le délire disparaissait et la guérison complète se produisait. On est en droit de conclure en ce cas — bien entendu si la guérison se maintient et si on n'a pas affaire à un simple arrêt dans l'évolution de la lésion cérébrale, c'est-à-dire d'une rémission — que l'alcool a simplement *imbibé* la cellule nerveuse et son élimination a permis à cette cellule de reprendre sa première vitalité. Les cas de cet ordre sont désignés par M. Mairet sous le nom de *fausse paralysie générale*.

Le diagnostic différentiel entre la paralysie générale alcoolique et cet état cérébral particulier est difficile à faire : il faut se fonder surtout sur le fait que ce sont les *héréditaires cérébraux* de Lasègue, les *têtes faibles* du professeur Ball, qui réalisent cet état cérébral.

Lorsque l'alcoolisme a dépassé le degré d'imprégnation, il détermine des lésions plus sérieuses qui ont été très bien étudiées, surtout par M. Magnan. Voici, du reste, comment il décrit tout ce processus : «... Dans cette période chronique de l'empoisonnement, il intervient un nouvel élément, la graine est la même, mais le terrain est différent. L'alcool a déjà fait de l'individu un autre individu. Ce n'est pas en vain que l'alcoolique s'est soumis à l'action constante du poison ; celui-ci a édifié peu à peu son œuvre. A la longue on ne voit plus seulement des troubles fonctionnels, des modifications passagères, ne laissant comme trace de leur passage qu'un léger malaise ; une action plus profonde s'est produite, la nutrition s'est altérée dans tous les organes, tous les systèmes, tous les tissus ; la cellule elle-même vit d'une autre vie. Sous l'influence de l'alcool un double processus s'est développé ; l'organisme dans son entier a été frappé, comme on l'a dit, d'une vieillesse précoce, et a subi la dégénérescence graisseuse ; mais la *stéatose* n'est pas seule ; avec elle se produit une tendance aux irritations diffuses chroniques, double processus (*sclérose* et *stéatose*) qui devient la caractéristique de l'alcoolisme chronique ; selon la prédominance dans les centres nerveux de l'une ou de l'autre de ces lésions, nous voyons l'alcoolisme chronique marcher vers la *démence* (stéatose et athérome) ou vers la *paralysie générale* (sclérose interstitielle diffuse)». On voit donc de quelle manière se fait le passage de l'alcoolisme chronique à la paralysie générale.

A ce propos, M. Klippel écrit tout dernièrement dans le *Manuel de Médecine* de Debove et Achard (vol. VII) : « Il n'y a dans le cerveau des alcooliques qu'une seule lésion constante. On a vu qu'elle était fondamentale et que sur elle venaient se greffer très éventuellement des processus pathologiques divers. Cette lésion fondamentale se localise non sur les troncs artériels, mais sur les artérioles à tunique lymphatique, sur les capillaires et sur les éléments nerveux eux-mêmes. Et elle est compatible avec un fonctionnement quasi-normal et par conséquent se traduit par peu de symptômes. Mais chez l'alcoolique elle est présente, bien que silencieuse, et constitue pour lui un danger permanent.

Sa constance et son isolement fréquent semblent démontrer qu'elle est un premier stade obligé. Le reste est contingent et ne se développe qu'à l'occasion d'une cause surajoutée. Le malade porteur de cette lésion vient-il à contracter une maladie aiguë, infectieuse par exemple, l'hyperémie cortico-méningée ou l'auto-intoxication créée chez lui plus facilement que chez un autre sujet, aboutira au syndrome clinique du *delirium tremens* ; vient-il à faire un écart de régime, un trouble de la digestion, les centres nerveux deviendront le siège de troubles vaso-moteurs, et le délire subaigu, le rêve prolongé ou les hallucinations du rêve dit alcoolique se manifesteront. Et de même, l'hyperémie chronique, toxique ou infectieuse aboutira à l'inflammation corticale diffuse, c'est-à-dire à la *paralysie générale* ».

La paralysie générale alcoolique présente avec la paralysie générale vraie des différences importantes à connaître. Elle a un tableau clinique spécial qui doit être étudié, comme l'a indiqué M. le professeur Mairet, au double point de vue de l'évolution et de la symptomatologie. Les antécédents personnels et héréditaires doivent être pris également en considération.

C'est ce tableau clinique que nous allons essayer de tracer.

III. — Paralysie générale alcoolique. Evolution et symptomatologie.

La paralysie générale vraie est une entité morbide qui a été l'objet d'études sérieuses de la part des aliénistes les plus distingués. Depuis Bayle et Calmeil, la célèbre monographie de Jules Falret, le Traité de paralysie générale d'Auguste Voisin, un nombre considérable de thèses et de mémoires ont approfondi cette étude et laissé peu de questions à résoudre sur ce sujet.

Il n'en est pas de même de la paralysie générale alcoolique dont l'existence a été tour à tour niée et reconnue et qui ne repose pas encore sur une base solide. Apporter quelques documents nouveaux, étudier les symptômes essentiels propres à la paralysie générale alcoolique, — tel est le but que nous nous sommes proposé d'atteindre par ce travail.

La paralysie générale alcoolique, comme toute paralysie générale, présente trois périodes dans son évolution :

1° Période prodromique ; 2° période de début ; 3° période d'état.

Disons quelques mots, avant d'entrer dans la description de ces périodes, sur les antécédents des malades.

Antécédents. — Les antécédents héréditaires sont ordinairement chargés : il s'agit souvent de fils de grands buveurs, ou d'une hérédité purement vésanique. L'hérédité similaire et l'hérédité congestive ont été rarement observées.

Cependant, dans beaucoup de cas, les recherches les plus minutieuses n'ont pas pu découvrir une tare héréditaire quelconque ; on est forcé de reconnaître dans ces cas que l'alcool a produit à lui seul la méningo-encéphalite diffuse. Il s'agit alors de buveurs invétérés, qui font des excès d'alcool depuis déjà longtemps et qui comptent dans leurs antécédents personnels un ou plusieurs accès de delirium tremens.

Période prodromique. — Le candidat à la paralysie générale alcoolique présente parfois une période prodromique très longue, caractérisée par des troubles divers.

Le malade a de l'insomnie, du cauchemar pendant la nuit, des maux de tête fréquents, parfois excessivement violents.

Le matin, il a la pituite. Il perd l'appétit et accuse des troubles gastriques avec des crampes d'estomac, vomissements, etc.

La tête est lourde avec tendance au sommeil, bourdonnements d'oreilles.

Les douleurs névralgiques siègent un peu partout. On observe parfois un affaissement de la vue. L'affaissement de l'intelligence est souvent très marqué, le malade déraisonne, il devient comme un enfant, ne remplit plus ses occupations ordinaires et rentre souvent dans la période d'état avec un complet abrutissement. Léger embarras de la parole. C'est pendant cette période qu'il commet des choses extravagantes, fait des achats considérables et inutiles ; la perversion morale est observée quelquefois.

Cette période prodromique est caractérisée surtout par les accès d'alcoolisme aigu, delirium tremens, avec tout le cortège des troubles psychiques et somatiques : hallucinations terrifiantes de la vue et de l'ouïe, perversions sensorielles générales, tremblements des membres, etc. C'est pendant ces accès qu'on a pris très souvent les troubles de l'alcoolisme aigu pour les symptômes de la paralysie générale. Mais ordinairement le malade, interné à l'Asile et privé de boissons alcooliques, guérit au bout de quelques jours, et on dit alors qu'il était atteint d'une pseudo-paralysie générale, tandis qu'en somme ce n'était qu'un accès de delirium tremens. Ces accès se répètent plusieurs fois et le malade devient dangereux pour son entourage. Il change de caractère et devient violent et arrogant.

Parfois ce sont des attaques apoplectiformes et épileptiformes qui marquent cette période prodromique. Le malade a eu une ou plusieurs attaques sans paralysie consécutive.

Il n'est pas rare de voir, dans le cours de la période prodromique, des attaques de congestion cérébrale avec paralysie passagère consécutive. Il est à remarquer que le futur paralytique général par l'alcool résiste bien à ce poison : c'est une forte tête.

Comme nous l'avons dit, cette période est souvent de longue durée : les malades retournent souvent à l'Asile pour en sortir bientôt, sans présenter encore les symptômes caractéristiques de la paralysie générale.

Période de début. — Ce qui caractérise surtout cette période, c'est le début brusque de la maladie. Les malades ont eu déjà un ou deux accès d'alcoolisme aigu qui n'ont pas nécessité une séquestration de longue durée. Puis tout d'un coup, sans que quelque chose le fasse pressentir, soit à la suite d'un excès de boisson plus considérable qu'à l'ordinaire, soit sous l'influence d'un choc moral ou physique, les manifestations délirantes apparaissent.

La cause essentielle de cet accès de délirium tremens est l'intoxication chronique de l'alcool ; la cause occasionnelle est tout à fait secondaire.

Cet accès éclate ordinairement pendant la nuit, au début du sommeil. Le malade est en proie à une agitation extrême ; il se lève de son lit, court dans la chambre criant et vociférant, casse et brise tout ce qu'il rencontre, lutte contre des ennemis invisibles, menace son entourage, voit des animaux, des serpents, des rats qui marchent vers lui, et pour leur échapper brise la fenêtre, prêt à l'enjamber si personne ne s'y oppose. Ce sont donc ces hallucinations empreintes d'un caractère terrifiant, hallucinations de la vue et de l'ouïe, qui caractérisent l'accès de délirium tremens et par suite le début de la paralysie générale alcoolique.

Cet accès peut être unique, mais le plus souvent il se répète les nuits suivantes, et disparaît dès que la nuit cesse. Dans ces cas, les symptômes de la paralysie générale sont marqués par ce bruyant début, et il n'est pas rare de voir entrer les malades à l'Asile avec le diagnostic *alcoolisme*, que l'on est obligé de modifier quelques jours après. La paralysie générale alcoolique débute parfois par des attaques apoplectiformes et épileptiformes, qui sont en général multiples et après lesquelles on observe une accentuation dans la démence et les troubles paralytiques. Ces attaques sont rarement citées au début de la paralysie générale vraie; leur existence est certaine, elle a été démontrée nettement par Baillarger, Marie ; d'après ces auteurs, on trouve fréquemment l'ictus congestif, non seulement comme symptôme, mais comme signe précurseur de la paralysie générale vraie.

D'autres fois, le début est caractérisé par une sorte de *dépression* ; à la suite d'un choc moral ou physique, le malade rentre subitement dans la paralysie générale par des troubles paralytiques localisés: ce sont des paralysies partielles qui portent sur un membre ou un groupe de quelques muscles. Le trouble paralytique se généralise rapidement tout en restant plus marqué sur les muscles qui ont été les premiers atteints. Enfin on observe fréquemment une *manie alcoolique* comme début de la paralysie générale, avec une certaine surexcitation intellectuelle et physique, hallucinations, etc. Mais ici il n'y a pas la moindre trace de démence, et c'est plus tard quand l'accès cesse qu'on retrouve les troubles somatiques et intellectuels caractérisant la paralysie générale. D'autres fois encore, ce début est marqué par le délire des grandeurs, idées de richesses remplacées souvent par celles de tristesse.

Période d'état. — Dès que les accidents aigus de l'alcoolisme ont disparu, on voit apparaître les manifestations de la paralysie générale. Le malade est plus calme et la triade symptomatique de cette période évolue. Le *délire* diffère de celui des paralytiques généraux vrais, en ce qu'il est moins fixe et souvent coloré d'une teinte spéciale due aux hallucinations.

Le délire des grandeurs a un certain reflet de lypémanie, parfois c'est le délire hypochondriaque qui domine. Ordinairement le malade est satisfait de lui-même ; il vante sa beauté, sa force, gagne beaucoup d'argent, est empereur, Dieu.

On observe souvent dans le cours de la paralysie générale alcoolique des troubles de la sensibilité : des douleurs de tête qui sont fréquentes et violentes ; elles ont été notées d'ailleurs chez les paralytiques généraux ordinaires. Mais le caractère le plus important qui fait rarement défaut, consiste en des perversions sensorielles localisées aux extrémités et caractérisées par des sensations particulières : fourmillements, picotements et secousses. Ces phénomènes de sensations, accompagnés d'anesthésie, se propagent plus ou moins haut le long des membres paralysés. Ils sont douloureux et les malades les attribuent volontiers à l'électricité. D'autresfois ce sont des douleurs viscérales, occasionnées par des machines situées dans l'estomac. Les phénomènes douloureux ne sont pas continus ; ils apparaissent et disparaissent de temps à autre.

La sensibilité spéciale est beaucoup plus souvent atteinte que la sensibilité générale.

Les hallucinations de la vue sont nettes et terrifiantes, comme au début : celles de l'ouïe et du goût sont nettement observées.

La *démence* arrive bien vite. L'intelligence est atteinte dans son fond. Le malade perd la mémoire des choses récentes et anciennes, ne sait plus où il se trouve, oublie l'année, le nombre de mois et les jours de la semaine, est indifférent à tout ce qui l'entoure ; les sentiments affectifs lui sont étrangers. « Le paralytique général ordinaire est bon enfant, le paralytique alcoolique est irritable, agressif, méchant » (Mairet).

Il est glouton et avale tout ce qui tombe sous sa main. A ces troubles intellectuels viennent s'ajouter les troubles ordinaires de la *motilité*. Les paralysies, comme nous l'avons déjà fait remarquer, sont localisées, et leur généralisation se fait peu à peu, l'état parétique restant toujours plus accentués dans les groupes musculaires les premiers atteints.

L'embarras de la parole est très prononcé dès le début. Il consiste en anônnements et nasonnements, difficulté dans l'articulation des mots. Les muscles de la langue, de la face et des lèvres, ont des mouvements fibrillaires arythmés. Le tremblement des extrémités est caractérisé par la brièveté des oscillations verticales et leur rapidité. La langue est déviée du côté paralysé.

La force musculaire est diminuée ; on constate, en outre, une certaine roideur musculaire. Le malade se tient raide ; lorsqu'il marche, on voit ses muscles se contracter, rappelant ainsi ce qui se passe dans le tabès dorsal spasmodique. Le paralytique général alcoolique est un steppeur ; de plus, il a, dans ses mouvements, quelque chose d'ataxique qui s'observe surtout quand on lui fait exécuter un mouvement volontaire. L'affaiblissement musculaire est plutôt apparent que réel.

On trouve encore chez lui une hyperexcitabilité tendineuse et musculaire, que M. Mairet met souvent en évidence dans ses démonstrations cliniques.

L'inégalité pupillaire est très fréquemment observée ; les pupilles sont paresseuses, presque immobiles. M. Lacaille (*loc. cit.*) prétend même qu'elles sont, non seulement inégales, mais aussi déchiquetées, et que leur coloration est plus terne qu'à l'ordinaire. M. Vallon conteste la valeur de ce symptôme, et affirme l'avoir vainement cherché chez ses paralytiques alcooliques.

Les paralytiques généraux alcooliques présentent, en outre, les signes habituels de l'intoxication alcoolique chronique, tels que : coloration rouge du visage, teint couperosé. prononcé surtout aux pommettes et aux ailes du nez, un certain embonpoint, etc.

Toutes choses égales, d'ailleurs, la nutrition se maintient meilleure chez le paralytique général alcoolique que chez le paralytique général classique.

Rémissions. — La paralysie, une fois établie, suit lentement son évolution complète, souvent interrompue par des rémissions d'un intérêt tout à fait particulier. Ces rémissions ont été observées dans le courant de la paralysie générale classique, mais sont moins fréquentes dans ce cas que quand il s'agit de paralysies générales alcooliques. Dans ces dernières, les rémissions sont plus franches et plus complètes ; les symptômes s'amendent tout à coup, le délire disparaît, les troubles paralytiques suivent une marche régressive et le malade est remis en liberté, son internement à l'asile n'étant plus justifié.

Comme nous venons de le dire, ces rémissions s'observent également dans la paralysie générale classique et les aliénistes du commencement de ce siècle (Bayle, Pinel, Falret, Marcé, etc.), en font déjà mention. Marcé écrit à ce propos que « des sujets couverts d'eschares, gâteux, arrivés à un état de marasme et d'épuisement profond, ne pouvant se soutenir sur leurs jambes, ont été vus reprenant leurs forces, parlant plus librement, récupérant même la plus grande partie de leurs facultés intellectuelles, et se sont soutenus dans cet état pendant des années entières ». Le même auteur écrit dans son *Traité de maladies mentales* (pag. 441): «c'est habituellement quand la paralysie générale a débuté sous la forme maniaque et expansive qu'on voit se produire ces rémissions. L'agitation se calme, l'embarras de la parole diminue, les idées ambitieuses elles-mêmes s'éloignent, à tel point qu'on se demande si cette amélioration n'aboutira pas à une guérison complète ». Baillarger et Dagonet sont du même avis que Marcé, tandis que Falret pense qu'on les retrouve dans les formes congestives.

Les auteurs donc admettent la fréquence des rémissions, soit dans la variété congestive, soit dans la forme maniaque de la paralysie générale. Et, cependant, M. Moreaux (Th. Paris 1881) se demande si dans l'intoxication alcoolique, nous n'avons pas affaire à la même variété et si la majorité des cas observés ne se rapporte pas à cette cause non étudiée jusqu'ici, dans l'influence qu'elle exerce, à ce point de vue, sur la maladie ?

Quoi qu'il en soit, on ne considère plus aujourd'hui la paralysie générale ordinaire comme une maladie régulièrement progressive ; on sait qu'elle peut procéder par à-coups, qu'elle peut être coupée par des rémissions complètes (Vallon).

C'est là, croyons-nous, une réponse aux partisans de la pseudo-paralysie générale alcoolique qui, comme M. Lacaille, admettent « que ce qui caractérise essentiellement la paralysie générale, c'est sa marche, marche plus ou moins lente, mais toujours progressive » et se demandent « qu'est-ce qu'une paralysie générale issue de l'alcoolisme qui avorte trois fois en deux ans ?... »

Les rémissions dans la paralysie générale alcoolique s'observent à une époque variable du début de la maladie, tantôt peu éloignée de ce début, tantôt vers la troisième période, quand rien ne faisait supposer une régression des phénomènes morbides.

Parfois la rémission se fait brusquement, d'autres fois elle se fait par secousses, lentement, mettant des mois entiers pour atteindre le but. La durée de la rémission est variable ; dans un relevé de M. Moreaux, comprenant cent cas, on l'observe oscillant entre un mois à cinq ans. Certains malades présentent deux, trois, quatre rémissions, sans qu'on en puisse donner l'explication exacte. Toutefois, sans vouloir entrer dans des considérations d'ordre anatomo-pathologique, nous ferons remarquer que l'état congestif du cerveau qu'on observe dans la paralysie générale est évidemment augmenté par l'action nocive de l'alcool.

Au bout d'un certain temps, l'agent toxique étant éliminé, les phénomènes morbides disparaissent, ou tout au moins diminuent de gravité (Moreaux).

Ne peut-on pas rapprocher, du reste, ce qui se passe chez les alcooliques de ce qu'on observe chez les saturnins ? M. Régis écrit à ce sujet : « Quel que soit le mode d'action sur l'économie et l'élément anatomique sur lequel il se localise, il n'est pas moins vrai que du jour où le malade est soustrait à des absorptions nouvelles, à moins que la dose n'ait été trop massive ou les désordres irréparables, auquel cas il y a mort rapide, les symptômes d'empoisonnement doivent s'amender. Très marqués au début, parce qu'à ce moment l'économie est saturée par l'agent toxique, ils diminuent et finissent par disparaître à mesure que cet agent s'élimine par les voies naturelles d'excrétion. C'est le cas de le dire : *sublata causa, tollitur effectus* ».

Nous voyons donc combien est intéressante cette marche de la paralysie générale alcoolique, marche plutôt régressive avec tendance vers la guérison complète si l'on pouvait soustraire le malade, une fois en rémission, à l'influence de nouveaux excès alcooliques. On constate en effet, dans la plupart des observations que nous publions, que les malades une fois en liberté recommencent à boire et que l'alcool, agissant cette fois sur un cerveau qui a été déjà atteint, produit bien vite la rechute. Nous considérons donc la réapparition comme une rechute et non, comme le veulent les partisans de la pseudo-paralysie générale, comme une récidive. Les malades mis en liberté au moment d'une rémission présentent presque toujours un léger degré d'affaiblissement de l'intelligence, un vestige quelconque de la paralysie qui ne nous permet pas de prononcer le mot de *guérison complète*.

Terminaison. — La paralysie générale alcoolique se termine de façons différentes :

1° Dans un premier groupe, on voit la maladie présenter une longue évolution, coupée par des rémissions, pendant lesquelles les symptômes propres à l'alcoolisme s'amendent peu à peu, les hallucinations des divers sens diminuent d'intensité, et les malades passent de longues années dans un état à peu près stationnaire jusqu'à ce qu'ils soient enlevés par une maladie intercurrente ;

2° D'autres fois, l'évolution de la paralysie générale alcoolique est coupée comme celle de la paralysie générale classique par une maladie intercurrente : c'est une tuberculose pulmonaire ou bien une pneumonie hypogastrique qui enlève le malade ;

3° Parfois, ce sont des attaques apoplectiformes ou épileptiformes brusques ou successives qui accentuent la marche de la maladie et amènent la mort ;

4° Dans un dernier groupe, on observe une évolution normale de la paralysie générale qui se termine par le marasme paralytique.

Ces derniers cas sont instructifs, parce qu'ils démontrent que la paralysie générale alcoolique peut avoir la même terminaison que la paralysie générale classique, chose niée par les partisans de la pseudo-paralysie générale alcoolique.

III. — Diagnostic.

Le diagnostic de la paralysie générale alcoolique offre quelquefois certaines difficultés. Il s'agit ici non pas du diagnostic, à la troisième période quand la maladie a déjà évolué, quand la paralysie générale s'étale nettement aux yeux du médecin, par ses symptômes psychiques et somatiques, complètement confirmés, mais il s'agit du diagnostic au début, lorsqu'on se trouve en présence de la phase transitoire entre l'alcoolisme chronique et la paralysie générale.

Il est, en effet, bien délicat de poser à ce moment le diagnostic différentiel de l'alcoolisme chronique et de la paralysie générale, de reconnaître le début de la folie paralytique cachée pour ainsi dire sous le voile des symptômes propres à l'alcoolisme chronique. Voilà, par exemple, un individu qui entre à l'Asile avec un certificat d'admission portant : Alcoolisme. Le malade crie, vocifère, brise tout, est en proie à une agitation extrême surtout la nuit, à des hallucinations de la vue, de l'ouïe, une perversion de la sensibilité générale ; les muscles de la face, la langue, montrent quelques tremblements ; la parole est embarrassée, il y a du délire ambitieux, incohérent. Devant un tel tableau symptomatique, on hésite tout d'abord à poser le diagnostic. Mais ce premier accès se répète, cette phase transitoire se prolonge ; le malade soustrait aux boissons alcooliques, suivant un bon régime alimentaire, s'améliore, enfin sort de l'Asile, et le diagnostic reste en suspens : on se contente de faire un diagnostic provisoire tout à fait inutile et injustifiable de pseudo-paralysie générale. Ainsi les symptômes de la paralysie générale sont restés voilés par les accidents de l'alcoolisme. Il y a là une transformation lente de l'une de ces maladies dans l'autre, transformation difficile à saisir et qui avait déjà préoccupé les esprits de Lasségue, Marcé et Falret.

Lasségue signale (*Archives générales de médecine*, 1883) toutes les obscurités, tous les embarras du début, et il conclut par la comparaison des phénomènes propres aux deux affections, de la façon suivante «à mesure qu'on entre dans les délicatesses du sujet, qu'on approfondit davantage les détails qu'on s'astreint à une plus fine comparaison, les difficultés s'accroissent».

Pour Lasségue, l'étude des phénomènes intellectuels présente de grandes dissemblances; les signes physiques sont bien souvent les mêmes dans l'alcoolisme chronique et la paralysie générale.

Falret, dans sa Thèse inaugurale, reprenant la question du diagnostic différentiel, entre ce qu'il appelait les paralysies alcooliques et la paralysie générale des aliénés ne peut toujours l'établir, mais il reconnaît tout de même qu'entre la paralysie alcoolique et la paralysie générale, existent de grandes analogies, surtout au début.

Tout en reconnaissant qu'il y a une différence entre l'alcoolisme chronique et la paralysie générale, nous avons démontré que l'alcoolisme chronique se termine par la paralysie générale (chose que Lassègue et Falret, malgré eux, ont affirmée en publiant dans leurs mémoires des observations tout à fait concluantes). Et nous croyons, avec M. le Dr Lolliot, qu'à la période de transition les deux maladies existent simultanément : ce n'est que plus tard que les symptômes d'alcoolisme, cédant peu à peu la place à ceux de la paralysie générale, cette dernière peut se montrer dans toute sa netteté, alors seulement le diagnostic a des chances d'être porté avec certitude.

En somme, il faut avoir l'esprit toujours éveillé, quand on se trouve en présence d'un individu qui compte dans ses antécédents de nombreux excès alcooliques, qui a été sequestré plusieurs fois pour des accidents d'alcoolisme aigu, et qui vient d'avoir une nouvelle attaque sous l'influence d'un choc moral ou physique, attaque plus caractéristique que les antérieures, et sur laquelle nous avons insisté suffisamment plus haut pour ne pas de rechef la décrire. Il y a beaucoup de chances que cela soit la paralysie générale en voie d'éclosion, qui s'était jusque-là dérobée derrière les phénomènes de l'alcoolisme chronique.

Nous ne pouvons nous empêcher de citer un passage du *Traité des Maladies mentales* de Marcé, qui a été déjà reproduit nombre de fois, parce qu'il résume à lui seul toute la question : « La paralysie générale causée par les excès alcooliques, une fois entrée dans son complet développement, ne diffère en aucune façon de la paralysie générale due à des causes autres ; les lésions anatomiques, les symptômes, la marche, la terminaison, sont exactement semblables. Au début, il est vrai, il existe certaines nuances dues à la spécificité de la cause, et que nous devons signaler.

»C'est ainsi que le moment précis de l'invasion est difficile à fixer. Certains alcooliques abusant depuis longtemps du vin, de l'eau de-vie et de l'absinthe et ayant eu plusieurs accès de delirium tremens, présentent de l'affaiblissement de la mémoire, du tremblement des lèvres et des mains, parfois même un léger embarras de la parole.

»Soignés à temps, ils peuvent encore guérir et l'on voit avec une bonne hygiène, une nourriture fortifiante et la privation de boissons, rétrograder ces symptômes alarmants : Mais, au bout d'une ou deux rechutes, les malades continuant à se livrer aux mêmes excès deviennent décidément paralytiques après être restés dans une situation intermédiaire dont les limites sont quelque temps douteuses. En outre, chez ces malades les hallucinations de la vue m'ont paru plus fréquentes que de coutume ; mais à part ces deux particularités, tout dans le développement ultérieur de la maladie prouve jusqu'à l'évidence qu'il s'agit de la paralysie générale, celle que l'on observe habituellement en dehors de toute cause spéciale ».

A côté de ce diagnostic différentiel, si délicat à faire, entre la démence alcoolique et la folie paralytique de cause alcoolique, il y a un autre groupe de malades alcoolisés, qui toujours se présentent avec des allures de paralytique, sans marcher néanmoins ni vers la démence, ni vers la paralysie générale. Ces malades ont de nombreuses rechutes et comptent 10 à 15 entrées dans les asiles.

MM. Magnan et Serieux pensent que ces alcoolisés sont des dégénérés, chez lesquels l'alcool, véritable pierre de touche, a une action spéciale et donne lieu à de accès délirants ayant de nombreuses analogies avec ceux de la paralysie générale.

L'amélioration est obtenue ordinairement après quelque temps de séjour à l'asile : on dit alors que c'est encore une « pseudo-paralysie générale », tandis qu'il s'agit de dégénérescence mentale, mise en activité par un stimulant alcoolique. Nous avons déjà parlé de ces malades,qui présentent, d'après M. Mairet, une simple imbibition de la cellule cérébrale par l'alcool dont l'élimination amène la guérison.

Le diagnostic différentiel entre la paralysie générale alcoolique et cet état cérébral particulier doit être basé sur le fait que ce sont les héréditaires cérébraux (Lassègue), les têtes faibles (Ball) ou les dégénérés (Magnan) qui le réalisent. Le tableau symptomatique que nous avons tracé de la paralysie générale alcoolique, tableau caractéristique au point de vue du début et de la marche, nous dispense de parler du diagnostic différentiel de cette paralysie générale d'avec celle de toute autre cause. Les hallucinations terrifiantes de la vue et de l'ouïe, cette perversion de la sensibilité générale si caractéristique, l'existence d'excès alcooliques invétérés dans les antécédents du malade, sont tout autant de conditions qui aident à la différenciation de la paralysie générale alcoolique classique.

Il y a une forme vésanique — *la folie ou manie congestive* — qui présente une symptomatologie assez analogue à celle de la paralysie générale alcoolique ; ici aussi, il y a invasion brusque, excitation maniaque, délire ambitieux, rémission, dont le tableau en impose au premier abord.Mais, après un examen attentif, on reconnaît la maladie en présence de laquelle on se trouve. « *Les fous congestifs* ont conservé, dit M. Voisin, la physionomie altière, le regard méprisant, les yeux égarés, les gestes vifs, un caractère de dignité dans le maintien ». Le délire est coordonné et en harmonie avec l'habitus extérieur.

M. Moreaux prétend que certains auteurs ont rangé sous la dénomination de manies congestives des cas douteux, qui n'étaient en réalité que des étapes de la paralysie générale à forme rémittente chez les alcooliques. Il est donc bon de connaître cette possibilité de confusion et de se tenir en garde.

La marche de la paralysie générale chez les héréditaires présente beaucoup de points communs avec la paralysie générale alcoolique, surtout au point de vue des rémissions qui surprennent également par leur soudaineté, leur forme, leur début. Le début même des accès peut en imposer par sa brusquerie. Mais chez les héréditaires l'exaltation fonctionnelle est moindre ; en plus, les hallucinations terrifiantes font défaut. Enfin la connaissance des antécédents suffit pour éclairer le diagnostic.

La folie alcoolique aiguë avec idée de satisfaction, contentement de soi-même, idées de richesse et de bonheur, doit être distinguée de la paralysie générale alcoolique au début, quand les troubles somatiques sont masqués par les symptômes de l'alcoolisme. Dans ce cas il faut se fonder surtout sur le délire. M. A. Voisin (*Ann. méd. psych.* 1864) dit que le délire dans l'alcoolisme est moins mobile, moins incohérent; moins contradictoire ; — il offre plus de *systématisation*. Il faut se défier en général du délire des alcooliques qui n'est pas systématisé. En outre, dans l'alcoolisme aigu, les accidents évoluent et disparaissent d'une façon plus rapide que dans la paralysie générale.

V. — Pronostic.

La paralysie générale alcoolique a un pronostic moins fâcheux que celui de la paralysie générale classique. Diagnostiquée et traitée méthodiquement dès le début, cette maladie rentre vite dans une amélioration considérable qui justifie la mise en liberté du malade et qui peut se maintenir au prix de sacrifices que le malade ne se résigne presque jamais à faire. Ordinairement en effet, les paralytiques généraux alcooliques livrés à la vie commune pendant une rémission recommencent leur séjour dans les cafés et dans les débits, rechutent et s'acheminent à la longue vers la période terminale de la paralysie générale — le marasme paralytique.

Plusieurs auteurs signalent cette fin funeste, observée également dans les cas que nous rapportons à l'appui de notre étude. Tout en insistant sur la terminaison mortelle de la paralysie générale alcoolique, nous reconnaissons, comme nous l'avons dit au commencement du chapitre, que son pronostic est moins grave, car la maladie est, en principe, guérissable. Par conséquent, devant un tel cas le médecin ne doit pas croiser les bras et laisser la maladie rentrer dans sa complète évolution, mais il faut agir dès le début par tous les moyens thérapeutiques pour amener une rémission et employer tous ses efforts et toute son autorité pour la maintenir.

VI. — Prophylaxie.

Notre étude nous a conduit à voir dans l'alcool un facteur puissant de la production de la paralysie générale ; elle nous a fait comprendre, en même temps, les conséquences terribles de l'alcoolisme, grâce auquel les asiles d'aliénés sont encombrés.

Il est tout naturel de se demander, après cette constatation, s'il y a des moyens, et quels sont-ils, pour atténuer les désastres de l'alcool dans le domaine de la santé et pour éviter la dégradation sociale. La question nous paraît d'un intérêt palpitant : elle est, d'ailleurs, à l'ordre du jour dans les discussions savantes et dans les Parlements : nous croyons donc rester dans les limites de notre travail en insistant sur ce sujet.

L'alcoolisme est l'enfant de notre siècle, qui l'a vu naître et grandir, prendre des formes monstrueuses, menacer enfin la race d'une décadence prématurée. Nous n'exagérons pas : il suffit de consulter les chiffres pour se rendre à l'évidence, qui pourtant demeure cachée à la plus grande partie des populations.

Au commencement de ce siècle, comme au siècle précédent,

l'alcool n'était retiré que du vin, mais depuis les ravages de l'oïdium et du phylloxera, on a commencé à le retirer de toutes sortes de matières, ce qui a singulièrement pesé sur la production alcoolique primitive. Ainsi, en 1840, la production totale est représentée par le chiffre de 891,500 hectolitres, tandis qu'en 1893 elle atteint 2,476,387 hectolitres. En 1875, la production de l'alcool de vin à 90° était de 764,690 hectolitres, tandis que de 1876 à 1885 la moyenne tombait à 33,181 hectolitres; en 1895, elle était de 100,829 : c'était le phylloxera qui exerçait son influence.

Les alcools de vin, les moins toxiques, étaient remplacés par ceux de l'industrie; ce sont des substances farineuses, des mélasses, des betteraves, des fruits (prunes, cerises, baies de genièvre), qui servent pour la fabrication alcoolique. L'action toxique de ces produits a été bien étudiée par MM. Laborde et Magnan.

Notons, en outre, que la production totale des alcools en 1894 a été de 2,328,745 hectol. et en 1895 de 2,036,531 hectol., sans compter ce qu'ont fabriqué les bouilleurs de cru. L'industrie a donc distillé un peu moins; la différence porte surtout sur l'alcool de betteraves, les cultivateurs trouvant plus de profit à vendre leurs récoltes aux sucreries (Darin).

Il est certain que c'est l'accroissement de la consommation qui oblige les industries à fabriquer des alcools en plus grande quantité.

Voyons maintenant quelle était cette consommation il y a 50 ou 60 ans et ce qu'elle est maintenant. En 1830, la consommation s'élève à 365,182 hectol., soit un litre et demi par tête. En 1895, elle s'élève à 1,549,045 hectol.. soit 4 litres par tête. Elle a donc plus que triplé en un demi-siècle. Ces chiffres ne sont que le résultat de constatations officielles et ne prennent pas en considération la production des bouilleurs de cru, exempte d'impôt, celle qui se fait frauduleusement et qui peut s'évaluer entre 1 et

2 millions d'hectol. De plus les enfants et les femmes comptent comme têtes d'habitants. En prenant en considération ces faits, on voit que la consommation de l'alcool par les hommes adultes est 8 fois plus considérable et qu'en réalité elle atteint 24 litres.

M. le Dr Toulouse croit que c'est la loi du 13 décembre 1830, qui, abaissant les droits de 32 %, a favorisé la vente de l'alcool et la révolution économique, lançant vers 1855 sur le marché des alcools nouveaux tirés des substances farineuses, des mélasses et des betteraves.

Mais il faut reconnaître que le poids de l'impôt n'a pas eu une grande influence sur l'abaissement de la production alcoolique : ainsi depuis 1830 l'impôt a été augmenté chaque année, et chaque année nous constatons une augmentation dans cette production, de sorte que le Français qui payait 34 fr. d'impôt en 1830, ne buvait qu'un litre, tandis que, actuellement, il paye 156 fr. et boit 4 litres. Depuis 1885, le droit a presque triplé : la consommation a plus que doublé (Ch. Dupuy).

C'est là une question, qui exige des connaissances financières et une compétence que nous ne pouvons avoir. Nous laissons donc sa résolution au monde financier : ce qui nous intéresse, nous autres médecins et hygiénistes, c'est de savoir que le fait de l'augmentation de la consommation de l'alcool est évident, que l'alcoolisme est un mal qui empire dans presque tous les pays (sauf l'Italie et l'Espagne), et qu'il nous appartient de chercher le moyen pour diminuer l'intensité du désastre incessant.

Tous les auteurs sont d'accord pour désigner comme principales causes de l'extension alcoolique : le privilège des bouilleurs de crû et le nombre énorme des débits de boissons. Actuellement, il y a, en France, 680,000 bouilleurs de cru : en 1893, ils ont distillé : 159,000 hectol. d'alcool. De 1871 à 1885, il s'est créé, en France, près de 60,000 débits nouveaux; il en existe, en tout, 450,000. A Paris, il y a plus de 30,000 débits, c'est-à-dire un pour 30 ou 40 habitants, si l'on excepte les femmes et les enfants.

« Si les bouilleurs de cru sont le fléau des campagnes, dit M. Claude (des Vosges), les débitants sont, sans contredit, le fléau des villes ».

» Tous les débits qui infectent les rues, disait le Dr Trélat, président de l'Académie, en 1886, constituent un véritable danger social ».

A trois reprises, l'Académie de médecine, en 1886. a appelé « l'attention des pouvoirs-publics sur la nécessité de réduire le nombre des cabarets, de les réglementer et d'appliquer sérieusement les lois répressives de l'ivrognerie ».

Pour parer au danger croissant, plusieurs moyens ont été préconisés qui, tous, peuvent se résumer ainsi : mesures spéciales concernant les lois sur les boissons alcooliques et mesures non moins spéciales visant l'hygiène publique et morale de l'individu.

Au Congrès des aliénistes de Clermont-Ferrand, en 1894, M. Ladame (de Genève), a présenté un remarquable rapport, dans lequel sont passées en revue toutes les solutions proposées dans cette grave question.

Augmentation des impôts sur l'alcool. — Dans beaucoup de pays, cette mesure a été essayée, mais nous ne pouvons nous prononcer ; nous avons déjà dit pourquoi. Il nous manque la compétence financière indispensable. Tout ce que nous pouvons dire, c'est que, d'après les auteurs qui ont publié différentes études sur ce sujet, les bienfaits de l'augmentation des impôts ne sont guère sensibles. Nous en avons déjà vu les résultats en France. En Angleterre, où l'impôt de l'alcool est plus élevé qu'en France (12 fr. 60 par habitant), la consommation n'a pas diminué — elle va, au contraire, en croissant. Mais si le Français paye deux fois moins cher l'alcool que l'Anglais, par contre, il paye le sucre et le café bien plus cher. Nous faisons cette constatation, parce que — comme le remarque M. Ladame— la détaxe du café, thé, cacao, sucre, bases de boissons vraiment hygiéniques, produit d'excellents résultats.

« Les tarifs douaniers, dit d'autre part, le Dr Serieux, excessivement élevés, en France, sur les substances telles que sucre, café, thé, etc.. sont une prime à la falsification et empêchent les classes peu aisées de s'habituer aux boissons caféiques. Or, qu'on le sache bien, c'est seulement par la vulgarisation de ces liquides qu'on pourra supplanter les boissons alcooliques ». Il y a beaucoup de vrai dans cette opinion : il est certain que, si l'on veut arriver à un résultat sérieux par l'augmentation de l'impôt sur l'alcool, il faut faire marcher de pair cette augmentation avec la détaxe du café, du sucre, du thé, etc., En somme, nous disons, comme le Dr Brunon (*Gazette des Hôpitaux*, 1897, n° 46), que « nous sommes de ceux qui croient à l'action nulle des moyens gouvernementaux pour restreindre la consommation de l'alcool. Toutes les lois et tous les décrets n'y feront rien. La question est beaucoup plus complexe qu'on ne le croit ».

Deux mesures qui paraissent nécessaires sont : *la suppression des bouilleurs de cru* et *la réduction du nombre des débits*. Les bouilleurs de cru, au nombre de 680,000, produisent un détestable alcool et en quantité incroyable. De plus, d'après M. Ch. Dupuy, leur privilège frustre le Trésor de 100 millions de francs. M. Brunon s'exprime encore ainsi : « si le côté fiscal de la question nous échappe, grâce à notre incompétence, nous avons le droit de dire que l'incroyable privilège des bouilleurs de cru est un encouragement à l'empoisonnement en famille ». — « Ce sont les bouilleurs de cru qui, la plupart, achètent des fruits, même des grains et des racines, les distillent d'une façon imparfaite. Vendus clandestinement, ces produits malsains dominent le chiffre réel de la consommation alcoolique taxée et font une concurrence désastreuse aux eaux-de-vie du commerce qu'ils ne valent pas (Dr Toulouse) ».

M. le professeur Joffroy est d'avis, lui aussi, que la suppression des bouilleurs de cru s'impose, parce que ces derniers fabriquent mal et en quantité de mauvais alcools. L'essai de cette mesure a été fait dans d'autres pays, comme en Norvège, avec des résultats favorables. Le nombre des alambics privés dans ce pays a été de 10,000 pour 1,500,000 habitants avant 1848 ; il est tombé à 43 aujourd'hui (Darin, *alcoolisme et folie*, Thèse de Paris, 1896).

En France, pareille question a été soulevée et discutée au Parlement.

La limitation du nombre des débits a été préconisée également pour s'opposer à l'envahissement du mal. Nous doutons du succès d'une telle mesure : celui qui veut boire trouve toujours moyen d'entrer au débit, quoique éloigné de son domicile. M. Ladame, doutant lui aussi, croit cependant que cette mesure s'impose quand même et qu'elle aura de bons résultats partiels si elle est accompagnée d'autres mesures restrictives sur le commerce et la fabrication des spiritueux.

Il semble, à première vue, que si on livre à la consommation de l'alcool de bonne qualité, si l'on rectifie l'alcool, l'alcoolisme sera moins dangereux. Il est certain que, si l'alcool est moins toxique, ses effets sur l'organisme seront moins nuisibles. Mais on a fait remarquer qu'on risque même d'augmenter la consommation de l'alcool « en fournissant aux buveurs une apparence de justification d'ordre hygiénique scientifique » (Darin).

Nous ne voulons pas attacher une grande importance à cette objection : on ne peut se résigner à croire qu'en livrant aux consommateurs un poison moins fort, ils en prendront en plus grande quantité. La toxicité des alcools actuels n'est pas un moyen d'arrêt à la soif qui pousse le buveur à faire des excès : ce dernier n'y fait aucune attention ; donc il ne faut pas croire qu'en rendant les alcools moins toxiques, le goût des buveurs sera modifié. La mesure proposée, somme toute, est bonne par elle-même.

De ce qui précède, il résulte que nous admettons, en principe, la rectification : nous posons, en même temps, la question suivante : qui fera, qui doit faire cette rectification de l'alcool ? L'on a parlé de l'Etat : c'est dans ce sens que M. Guillemet, à la Chambre, a déposé une proposition. M. Ballet, d'autre part, pense que l'État est un excellent contrôleur, mais un mauvais industriel, et, dès lors, il ne veut lui laisser que la surveillance de l'opération.

M. Alglave propose le monopole facultatif de l'alcool : d'après ce système, l'Etat achèterait au producteur l'alcool, qu'il n'accepterait qu'après en avoir vérifié la rectification ; cela fait, il le vendrait aux consommateurs, comme le tabac, en le garantissant pur.

Certains autres auteurs proposent le monopole absolu tel qu'il existe en Suisse (Dr Toulouse).

Naturellement, nous ne pouvons entamer une discussion de tous ces différents projets : nous nous contentons de les signaler, puisqu'ils sont à l'ordre du jour.

A côté de ces moyens d'ordre législatif, il en est d'autres, d'*ordre moral* : la modification de la loi sur l'ivresse et les sociétés de tempérance. Les moralistes sont convaincus qu'en prêchant la tempérance, en démontrant les mauvais effets de l'alcool, en ouvrant des cafés et des restaurants où les boissons alcooliques seront prohibées, la marche croissante de l'alcoolisme sera enrayée.

Les sociétés de tempérance existent en grand nombre en Amérique (Etats-Unis), en Angleterre, en Suisse, où le Dr Forel en est le propagandiste fervent.

C'est surtout en Suède et en Norvège, que les sociétés antialcooliques ont fait des progrès, grâce à l'intervention des femmes. En Norvège, la consommation était, en 1883, de 16 litres ; elle tombe à 3 litres en 1887. « Si ces chiffres sont exacts, dit le Dr Brunon, le résultat est merveilleux ». Ce résultat est dû, d'après le même auteur, à trois causes principales : la pression

8

de l'opinion publique, l'initiative individuelle, et l'intervention féminine.

La Norvège a 2 millions d'habitants, et une armée de 57,777 femmes, qui font une croisade active contre l'alcoolisme.

Agir donc par la parole et la plume, sur la conscience et l'esprit des buveurs, faire des conférences publiques sur l'action nuisible de l'alcool, voilà en quoi consiste l'action morale de la propagande. Sans doute, il serait téméraire de ne pas en reconnaître l'utilité ; le fait seul dénote un grand élan vers le bien, et ce sont les sentiments de généreuse humanité qui ont poussé les apôtres de l'antialcoolisme. Mais on peut demeurer sceptique sur le résultat. Il ne faut pas oublier que la majorité des consommateurs est faite d'ouvriers. Grâce à l'ignorance de cette classe et grâce à sa conscience assoupie, le vice exerce chaque jour des ravages.

Comment veut-on réveiller cette conscience par la propagande moraliste ? Comment veut-on agir sur l'esprit obscurci par le travail prolongé et les fatigues du séjour dans la mine, l'usine et la manufacture ?

Qu'on donne plutôt aux travailleurs la possibilité de se développer intellectuellement et d'éveiller leur conscience, qu'on leur rende la vie matérielle moins âpre et plus hygiénique, alors seulement ils pourront comprendre cette propagande moraliste et en profiter.

Nous ne voulons pas diminuer l'importance de l'action morale, mais nous faisons remarquer qu'elle risque d'avoir plus d'effet sur une autre classe de la société mieux préparée à en saisir les avantages.

La mesure la plus simple pour arrêter le fléau, c'est la prohibition pure et simple de l'alcool. Puisqu'il est nuisible à la santé publique, qu'on le considère comme produit dangereux, l'Etat peut prohiber la vente, ainsi que cela est pratiqué dans certains états américains. C'est une mesure radicale, bien difficile à appliquer.

Le Dr Toulouse s'exprime ainsi : «Certes, ce n'est pas demain que l'on pourrait faire voter en France une pareille interdiction légale. Il faut d'abord préparer les esprits par la parole et la plume : il faut transporter devant le grand public ces préoccupations qui, actuellement, ne sortent guère d'un milieu formé de savants et de législateurs. Le livre, la conférence, l'image, tous les moyens qu'on a employés pour créer de grands mouvements politiques, seraient nécessaires pour faire comprendre à la foule le danger permanent et très grave de l'alcoolisme...

On ne peut pas, d'autre part, renverser d'un coup de main toute une industrie et tant d'intérêts particuliers. La prohibition de l'alcool sera donc faite, dans un temps plus ou moins éloigné, quand l'opinion publique sera préparée pour accepter des faits de cet ordre».

M. Ch. Gide, professeur d'économie politique à la Faculté de Droit de Montpellier, pense qu'on peut essayer comme remèdes à l'alcoolisme : 1° l'initiative individuelle de la propagande s'exerçant par les Sociétés de tempérance ; 2° l'intervention de l'Etat, limitant le nombre des débits, en prenant lui-même, comme en Suisse, le monopole de la production pour en diminuer la quantité vendue, ou, en tout cas, pour empêcher la consommation d'eaux-de-vie frelatées.

Toutes les mesures préconisées et dont nous avons donné l'exposé, nous paraissent des moyens seulement palliatifs contre l'envahissement de l'alcoolisme. Exercées simultanément, ces mesures pourront arrêter un instant la marche du fléau, la ralentir, à condition encore que l'on mette à les employer une certaine vigueur. Pour nous, leur action sera insuffisante à arracher les racines puissantes de l'alcoolisme. C'est que, à notre avis, ce mal a ses bases ailleurs et c'est ailleurs qu'il faut chercher la réelle solution. Il en est de l'alcoolisme comme de la prostitution et de la criminalité : c'est un mal social, c'est un péril social qui ressort des principes de la Société actuelle. Aucune loi, aucune association de tempérance, rien de ce qui a été jusqu'ici proposé, ne pourra faire disparaître cette plaie si on ne veut pas toucher préalablement à ces principes sur lesquels s'est équilibrée la société.

Le paupérisme, voilà la grande cause de l'alcoolisme. « Le bourgeois aisé ne sent pas le besoin de boire, car il est bien nourri, il n'a pas le souci perpétuel du lendemain et ses occupations le garantissent de l'oisiveté, où de plus riches entretiennent leurs vices. Comme le disait le professeur Joffroy, sous une forme paradoxale, il faut être riche pour ne boire que de l'eau à ses repas ; car les abstinents mangent beaucoup et les vivres coûtent trop d'argent et de temps pour les malheureux ».

Cette appréciation ne nous appartient pas : nous l'empruntons au Dr Toulouse.

L'alcoolisme fait des ravages parmi les riches et parmi les pauvres — les deux grandes classes de la société. Mais quelle différence dans le mobile qui guide et pousse chacune d'elles à s'empoisonner ! Tandis que le riche boit pour son plaisir, pour « tuer le temps », parce qu'il s'ennuie ; le pauvre, lui, boit parce qu'il a soif ; soif, à force de travail et de labeur dans l'usine ou la mine, soif, parce que la fatigue musculaire l'a épuisé, que l'air asphyxiant de son chantier lui a desséché la gorge, que sa pensée, enfin, s'est alourdie. Alors, il faut bien résister, et jusqu'au bout du travail promis, peiner sans trêve ; pour quelques sous, 2 ou 3, il a un petit verre « sur le zinc », et dans l'ivresse vite procurée, il oublie la faim, il oublie le froid, il oublie les soucis sans se douter pourtant que l'action bienfaisante de l'alcool est éphémère, que c'est « une lettre d'échange », comme dit Liebig, que c'est un emprunt chèrement payé plus tard....

Sans vouloir vanter, comme le Dr Tolstoï, en Russie, l'action de l'alcool, nous sommes forcé de reconnaître que l'homme épuisé quotidiennement par le travail manuel ou intellectuel, placé dans de mauvaises conditions hygiéniques, privé de saine nourriture, est obligé de prendre de l'alcool comme « aliment d'épargne» et comme «stimulant du système nerveux». L'homme travailleur boit pour se reconstituer, pour suppléer aux dépenses de l'organisme, n'ayant pas une solide nourriture pour les remplacer, et de là il n'y a qu'un pas pour aller de l'habitude à l'abus.

Pourquoi insister davantage? Il nous a semblé intéressant et utile d'attirer l'attention sur ce fait, vrai pour nous, que l'alcoolisme a ses bases réelles dans l'ordre économique de la société, qui veut que le riche s'empoisonne à un franc le petit verre, pour le seul but de la sensation agréable dans une caresse du gosier, et que le pauvre s'empoisonne, à son tour, avec des petits verres de deux ou trois sous, par nécessité, du moins, par besoin...!

La conclusion naturelle de ce qui précède est qu'il faut rendre la vie des ouvriers moins pénible et plus hygiénique, si l'on veut que la propagande antialcoolique réussisse. Il est temps que les médecins, que tous ceux qui s'occupent d'hygiène privée et sociale défendent cette cause par tous les moyens et à tous les grands congrès internationaux. Il n'appartient pas seulement aux hommes politiques de s'occuper d'un si grave problème : tout ce qui touche la santé publique doit être le souci du corps médical, et, avant tout, il nous semble qu'il ne doit pas se désintéresser des conditions matérielles de la vie ouvrière, qu'il doit travailler, au contraire, à son amélioration, puisque les ouvriers de tous les métiers sont justement, de par leur hygiène défectueuse et leurs moyens de vivre précaires, exposés à toutes sortes de maladies.

VII. — Traitement.

L'alcool étant la cause de la paralysie générale, il est tout à fait rationnel de soustraire le malade à l'action de cet agent nocif ; c'est pour cela que la suppression progressive s'en impose de prime abord. Le régime lacté exclusif ou mixte doit former en second lieu la base du traitement. Quand le lait n'est pas facilement supporté, on le coupe avec de l'eau de Vichy, ou avec du Kirsch, ou tout simplement avec du bicarbonate de soude.

Pour faciliter l'élimination de l'alcool il faut agir sur les diverses voies d'excrétion : la peau, les reins et le tube digestif. Il faut donc prescrire souvent de légers purgatifs ou mieux des laxatifs afin d'éviter la constipation ; les diurétiques employés modérément sont également indiqués. Mais c'est surtout vers la peau que toute notre attention doit être attirée. Nous devons faire fonctionner la peau par tous les moyens possibles : on fait travailler le malade jusqu'à transpiration, on lui fait prendre des bains de vapeur. Mais, s'il y a un moyen d'hydrothérapie qui donne des résultats remarquables, c'est l'enveloppement du malade dans des *draps mouillés*. On provoque de cette manière une sudation considérable pour le plus grand bien du malade.

A l'asile des aliénés de Montpellier, ce dernier moyen est employé très souvent, et M. le professeur Mairet vante avec juste raison sa valeur thérapeutique.

Pour calmer le système nerveux, on donne des bains et des douches générales ; dans ce dernier cas, on a la précaution de mettre les pieds du malade dans de l'eau chaude.

A l'intérieur, on prescrit comme médicament de l'opium, les opiacés étant en général bien supportés par les alcooliques. Grâce à ce traitement bien suivi dès le début, une amélioration considérable se produit, et le malade sort souvent en rémission. Pour maintenir le malade dans cet état et pour lui éviter une nouvelle entrée à l'asile, il faut le soustraire à l'influence des excès alcooliques auxquels il se livre ordinairement avec ardeur après la sortie de l'asile.

Tout dernièrement, M. le professeur Joffroy, en traitant la question des Asiles d'alcooliques, arrive aux conclusions suivantes: Il y a lieu, d'après lui, de créer deux établissements absolument distincts de nom et d'organisation, l'un l'*asile d'alcooliques,* pour recevoir les psychopathes, l'autre, l'*hôpital de buveurs*, pour donner refuge aux malades alcooliques sans troubles psychiques. Enfin, une *maison* absolument distincte de ces deux établissements recevrait les malades sortant des deux établissements précédents. Là, ils reprendraient de bonnes habitudes avec le goût du travail et seraient ensuite rendus à la vie ordinaire.

L'idée du Maître de Paris nous paraît excellente dans son ensemble. La *maison* distincte des deux autres établissements pourra parfaitement recevoir nos paralytiques généraux en rémission, les éloigner du débit et du café, les soustraire aux nouveaux excès d'alcool et les préserver, peut-être, de la mort dans le marasme paralytique.

CONCLUSIONS

Nous croyons devoir tirer les conclusions suivantes de l'ensemble de notre étude :

1). Les statistiques démontrent une réelle augmentation dans les cas d'aliénation mentale ;

2). Ce sont surtout les cas d'alcoolisme et de paralysie générale qui augmentent depuis 30-35 ans — époque d'apparition du phylloxera — les autres vésanies restant à peu près stationnaires;

3). Les femmes sont atteintes dans une proportion plus ou moins grande, mais toujours croissante, de la paralysie générale dans ces dernières années; en outre, c'est surtout dans la classe ouvrière, où la femme est assimilée à l'homme dans sa manière de vivre, que la paralysie générale sévit ;

4). Les statistiques et l'expérimentation nous laissent entrevoir qu'il y a un rapport de cause à effet entre l'alcoolisme et la paralysie générale, et que l'alcool est un facteur étiologique de premier ordre de cette maladie;

5). L'alcool peut produire à lui seul la méningo-encéphalite diffuse, qui se présente dans ce cas avec un tableau clinique spécial intéressant et utile à connaître;

6). L'alcoolisme étant une des causes principales de la paralysie générale, des mesures prophylactiques concernant surtout l'amélioration du sort de la classe ouvrière s'imposent.

INDEX BIBLIOGRAPHIQUE.

Annales médico-psychologiques de 1870 à 1896.

BALL. — Leçons cliniques sur les maladies mentales. 1890.

BERBEZ. — De la Paralysie générale due aux excès alcooliques. Thèse de Paris 1893.

BLACHE. — Étude sur les pseudo-paralysies générales. Thèse de Lyon 1887.

BOUCHEREAU et MAGNAN. — Statistique des alcooliques entrés au bureau d'admission à Sainte-Anne etc. Ann. médic.-psychol. 72, VII, 53.

BRUNON. — Le progrès de l'alcoolisme en France. Gaz. des Hôpitaux n° 46, 1897.

CHRISTIAN. — Archives de Neurologie, sept. 1887.

CHRISTIAN et RITTI. — Nouveau dictionnaire de Médecine.

CLAUDE (des Vosges). — Rapport fait au Sénat au nom de la commission d'enquête sur la consommation de l'alcool en France. 1887.

COMBEMALE. — La descendance des Alcooliques. Thèse de Montpellier, 1888.

Congrès des médecins aliénistes français. Lyon 1891-92.

CONTESSE. — Études sur l'alcoolisme et sur l'étiologie de la paralysie générale, Paris, 1862.

DROUET. — Études cliniques sur le diagnostic de la paralysie générale in Ann. médic.-psych., juillet-septembre, 1871.

DAGONET. — De l'alcoolisme au point de vue de l'aliénation mentale, 1873.

DARIN. — L'alcoolisme et la Folie. Thèse de Paris, 1896.

ESQUIROL. — Des maladies mentales, 1838.

FALRET. — Recherches sur la folie paralytique. Thèse de Paris, 1853.

FOVILLE. — in Dictionnaire de Médecine et de Chirurgie pratiques.

GAMBUS. — De l'alcoolisme chronique terminé par la paralysie générale. Paris, 1873.

GARNIER. — La folie à Paris, 1890.

GREIDENBERG in Vratch, n° 21, 22, 1896.

JAUSSAUD. — Ét. sur le diag. de quelq. Paral. génér. Thèse de Montpellier, 1893.

JOFFROY. — Leçon faite à l'Asile Sainte-Anne, 1895.

KAMINSKY. — Par. génér. de nature alcoolique. Thèse de Lille, 1896.

LABORDE et MAGNAN. — L'alcool et sa toxicité. Acad. de Médecine, 2 et 16 octobre 1888.

LACAILLE. — Ps.-paral. génér. alcoolique. Thèse de Paris, 1883.

LALLIOT. — L'alcoolisme cause de la paralysie générale. Gazette des Hôpitaux, 6 et 13 septembre 1873.

LANCEREAUX. — In Dictionn. des Sciences médicales, II, 65.

LASSÈGUE. — Études médicales, 52.

Id. — Archives générales de Médecine, 53.

LEGRAIN. — L'alcoolisme en France. Revue Scient., n°s 15,16, année 1897.

LUYS. — Soc. méd. des Hôpitaux, 70.

MAGNAN. — De l'alcoolisme et des diverses formes du délire alcoolique et de leur traitement.

MAGNAN et SÉRIEUX. — La paralysie générale. Encyclopédie scient.

MAGNUS HUSS. — Alcoolismus chronicus. Stockholm, 1852.

MAIRET et COMBEMALE. — Acad. des Sciences, 12 mars 1888.

MARCÉ. — Traité des Maladies mentales.

MARCEL. — De la folie par abus des boissons alcooliques. Thèse de Paris, 1847.

MILLET. — De l'infl. étiolog. de l'alcool sur la par. génér. progressive. Thèse de Paris, 1880.

MOTET. — Consid. générales sur l'alcoolisme. Thèse de Paris, 1859.

MOREAUX. — Marche de la par. génér. alcoolique. Thèse de Paris, 1890.

NASSE. — In Irrenfreund, 1870.

PINEL. — Traité de Pathologie générale.

PIERRET. — Lyon Médical, n° 24, 1890.

PLANÈS. — La folie à Paris. Thèse de Paris, 1885.

REBER. — Thèse, 1853.

RÉGIS. — Ann. médic. psych., VI, 1881.

Roques.— De l'alcool. et de la p. génér. dans leurs rapports réciproques. Thèse de Paris, 1891.

Royer-Collard. Thèse de concours.

Stewart. — In The Journal of mental Science. October 1896.

Thomeuf. — Essai clinique sur l'alcoolisme. Thèse de Paris, 1859.

Toulouse. — Causes de la Folie. Paris, 1896.

Vallon. — Sur les pseudo-paralysies générales alcooliques et saturnines. 1896.

Voisin A. — Traité de la Paralysie générale des aliénés. 1877.

www.ingramcontent.com/pod-product-compliance
Lightning Source LLC
Chambersburg PA
CBHW032323210326
41519CB00058B/5371

* 9 7 8 2 0 1 9 5 8 1 1 4 5 *